D1672733

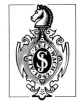

Hallux Valgus

Herausgegeben von
Walter Blauth

Mit 52 Abbildungen und 26 Tabellen

Springer-Verlag
Berlin Heidelberg New York Tokyo

Professor Dr. med. W. Blauth

Orthopädische Universitätsklinik
Klaus-Groth-Platz 4
2300 Kiel

ISBN 3-540-16231-3 Springer-Verlag Berlin Heidelberg New York Tokyo
ISBN 0-387-16231-3 Springer-Verlag New York Heidelberg Berlin Tokyo

CIP-Kurztitelaufnahme der Deutschen Bibliothek:
Der *Hallux valgus*/hrsg. von W. Blauth. –
Berlin; Heidelberg; New York; Tokyo: Springer, 1986.
NE: Blauth, Walter [Hrsg.]

Satz: Brühlsche Universitätsdruckerei, Gießen
Druck: Ruksaldruck, Berlin · Bindearbeiten: Schöneberger Buchbinderei, Berlin
2119/3020-543210

Vorwort

Schon lange ist im deutschen Schrifttum keine umfangreichere Arbeit zum Thema „Hallux valgus" erschienen. Zahlreiche Fragen zur Ätiologie und Pathogenese, aber auch zur Biomechanik und Therapie dieser häufigen und oft so lästigen Fußdeformität sind noch offen. Es fehlen prospektive Studien und Mitteilungen über Spätergebnisse, die – mit akzeptabler Dunkelziffer – klare Auskunft über Indikation und Erfolgsaussichten mancher Behandlungsverfahren geben könnten. In vielen Operationslehren vermißt man zudem sorgfältige Darstellungen und Beschreibungen der operativen Techniken sowie ihrer Fehlermöglichkeiten und Gefahren. Jeder kritische Orthopäde in Praxis und Klinik kennt eine Reihe von Behandlungsfehlschlägen, deren Korrektur äußerst schwierig sein kann.

Diese Betrachtungen und Erfahrungen gaben den Ausschlag, das Thema „Der Hallux valgus" während der 35. Jahrestagung Nordwestdeutscher Orthopäden in Kiel, im Juni 1985, einen Tag lang intensiv zu behandeln und dabei eine Bestandsaufnahme zu versuchen.

Als Referenten wurden ausschließlich kompetente Autoren ausgewählt. Ihnen fiel die Aufgabe zu, unser derzeitiges Wissen über den Hallux valgus vorzutragen und damit eine Diskussion vorzubereiten, die insgesamt etwa drei Stunden dauerte.

So kam ein solides Gerüst an Informationen zustande. Es ruhte auf der breiten Basis der topographischen Anatomie und Biomechanik sowie der klinischen Erscheinungen einschließlich der Sonderformen des angeborenen, rheumatischen und spastischen Hallux valgus.

Die konservativen und operativen Behandlungsmaßnahmen, die möglichen Behandlungsfehler und -gefahren sowie ein Bericht aus der Sicht eines niedergelassenen Kollegen schlossen die Vortragsreihe ab.

Die ausführliche Aussprache wurde aufgezeichnet, überarbeitet und in den Text aufgenommen. Sie ist „das Salz in der Suppe" und gab jedem Referenten die Möglichkeit, seine Ausführungen zu vertiefen. Die Zuhörer fanden genügend Gelegenheit, Unklarheiten zu diskutieren und eigene Auffassungen vorzubringen.

Letzten Endes zeigte es sich sehr deutlich, daß viele Vorstellungen auf noch nicht gesicherten Erkenntnissen beruhen und noch viel Forschungsarbeit zu leisten ist.

Die vorliegende Monographie bietet nicht nur eine ausführliche und gründliche Übersicht über den „Hallux valgus", sie weist auch auf Richtungen künftiger wissenschaftlicher Untersuchungen hin und vermittelt viele Anregungen.

Das Buch wird durch einen besonders wertvollen Beitrag von Herrn Prof. Michler, Bad Brückenau, eingeleitet, der sich als Medizinhistoriker erstmals sehr intensiv mit dem Hallux valgus auseinandersetzt.

Allen Autoren möchte ich an dieser Stelle sehr herzlich für ihre Mitarbeit danken. Die termingerechte Ablieferung der Manuskripte machte es möglich, daß die Monographie so ungewöhnlich rasch nach Kongreßende erscheinen konnte.

Dafür gebührt aber auch den Damen und Herren im Springer-Verlag Dank, die mir mit Wort und Tat zur Seite standen und das Buch „betreut" haben.

Kiel, im März 1986   W. Blauth

Mitarbeiterverzeichnis

Baumgartner, R., Prof. Dr. med.
Leiter der Abteilung für Technische Orthopädie
und Rehabilitation, Westfälische Wilhelms-Universität,
Robert-Koch-Straße 30, D-4400 Münster

Blauth, W., Prof. Dr. med., Direktor
Orthopädische Klinik der Universität Kiel,
Klaus-Groth-Platz 4, D-2300 Kiel

Brinkmann, Th., Dr. med.
Arzt für Orthopädie, Schäferkampsallee 18, D-2000 Hamburg 6

Büsch, H.-G., Dr. med.
Orthopädische Abt. der Ostseeklinik Damp, D-2334 Damp 2

Debrunner, H. U., Dr. med.
Ebnetrain 9, CH-6045 Meggen

Eulert, J., Prof. Dr. med.
Leitender Oberarzt, Orthopädische Universitätsklinik,
Calwer Straße 7, D-7400 Tübingen

Feldkamp, M., Prof. Dr. med.
Orthopädische Universitätsklinik, Albert-Schweitzer-Straße 33,
D-4400 Münster

Hippe, P., Dr. med.
Leitender Oberarzt der Orthopädischen Universitätsklinik,
Klaus-Groth-Platz 4, D-2300 Kiel

Imhäuser, G., Prof. Dr. med.
Classen-Kappelmann-Straße 24, D-5000 Köln

Imhoff, A., Dr. med.
Orthopädische Universitätsklinik, Balgrist, Forchstraße 340,
CH-8008 Zürich

Lamprecht, E., Dr. med., Oberärztin
Orthopädische Klinik im Kantonsspital, CH-8400 Winterthur

Mau, H., Prof. Dr. med., Direktor
Orthopädische Universitäts-Klinik und Poliklinik Tübingen,
Calwer Straße 7, D-7400 Tübingen

Michler, M., Prof. Dr.
Ernst-Putz-Straße 36, D-8788 Bad Brückenau

Platzer, W., Prof. Dr.
Direktor des Anatomischen Instituts der Universität,
A-6020 Innsbruck

Raunio, P., Prof. Dr. med.
Reumasäätiön Sairaala, Rheumatism Foundation Hospital,
SF-18120 Heinola 12

Tichy, P., Dr. med.
Anatomisches Institut der Universität, Olshausenstraße 40–60,
D-2300 Kiel

Tillmann, B., Prof. Dr. med.
Direktor des Anatomischen Institutes der Universität,
Lehrstuhl II, Olshausenstraße 40–60, D-2300 Kiel

Tillmann, K., Prof. Dr. med.
Leiter der Orthopädischen Abteilung Rheumaklinik,
D-2357 Bad Bramstedt

Schleicher, A., Dr. med.
Anatomisches Institut der Universität, Olshausenstraße 40–60,
D-2300 Kiel

Sönnichsen, S., Dr. med.
Orthopädische Klinik der Universität, Klaus-Groth-Platz 4,
D-2300 Kiel

Zollinger, H., Dr. med.
Orthopädische Universitätsklinik, Balgrist, Forchstraße 340,
CH-8008 Zürich

Inhaltsverzeichnis

Zum Hallux valgus in der Antike

M. Michler

Der Name ist jung, doch das Krankheitsbild alt, und dennoch findet sich seine Beschreibung in keinem klinischen Werk der antiken Literatur. Daß es trotzdem allgemein bekannt war, duldet keinen Zweifel, und es erscheint daher aufschlußreich, seine Spuren zu verfolgen, mögen auch Umwege nicht zu umgehen sein. Vielleicht lassen sich am Ende sogar die Vorstellungen der alten Ärzte von dieser Fußdeformität zurückgewinnen, selbst wenn einige Mosaiksteine aus dem Bild für immer verloren sind.

Lexikographen und Grammatiker

Fragt man nach der sprachlichen Herkunft des Wortes «hallux», dann verweisen terminologische und etymologische Lexika übereinstimmend auf dessen ursprüngliche Wortform «hallus»[1]. In der heute noch unentbehrlichen medizinischen Etymologie von *Kraus* findet sich dafür die Erklärung, dieses lateinische «hallus» stamme ursprünglich von dem griechischen Verbum «ἄλλεσθαι – hallesthai = springen» ab, weil der Großzeh *„den nächsten Zehen oft bedecke, gleichsam darauf springe"*[2].

Diese Deutung führt direkt zu den antiken Grammatikern, die etymologische Forschungen als Grundlage neuer grammatikalischer Erkenntnisse betrieben, nach der Art, zu der *Platon* die Grundlagen gelegt hatte[3]. Wie für die hellenistische Medizin, so bildete auch für sie Alexandrien den Mittelpunkt ihrer Wissenschaft, und nachdem Rom die Weltherrschaft angetreten, wanderten nicht nur die Ärzte, sondern auch sie als Sprachlehrer nach der Hauptstadt des Reiches. Unter ihnen befand sich im 1. vorchristlichen Jahrhundert *Philoxenos,* der, wie andere, Latein für einen griechischen Dialekt hielt. Die etymologische Verwandtschaft aber faßte er als eine Namensgebung nach Analogie der Wortbedeutungen auf, im Gegensatz zur stoischen Lehre, die den Zusammenhang in der Natur der einzelnen Wörter und Wortgruppen suchte[4].

---

[1] Roche-Lexikon der Medizin (1984) Urban & Schwarzenberg, München Wien Baltimore, S 664 s. v.; Volkmann H (1946)[33] Medizinische Terminologie. Berlin München, S 376 s. v. bezeichnet «hallux» als verdorbenes Wort aus «hallex» bzw. «hallus»; Roth O (1902)[6] Klinische Terminologie. Berlin weist sogar auf die Formen «allex» und «allus» hin und de Terra P (1913) Vademecum anatomicum, Krit.-etym. Wörterbuch der systematischen Anatomie. Jena, S 184 s. v., gibt schließlich das griechische Stichwort: «ἄλλομαι».

[2] Kraus LA (1844)[3] Kritisch-etymologisches medicinisches Lexikon, ... Göttingen, S 446 s. v. hallus.

[3] Vergleiche Platon, Kratylos 383 a–439 b, Ed. Hermann, Vol I, Teubner, p 157 ff.

[4] Zu Philoxenos s. Dreyer O. In: Der kleine Pauly (Kl. P.), Bd 4. s. v. Philoxenos 3., Sp 786 f., und zu seiner Lebenszeit und Lehre s. Reitzenstein R (1964) Geschichte der griechischen Etymologika. Neudruck Amsterdam, S 180 u. 184 ff.; ferner: Wendel K Artikel Philoxenos 27) in: Pauly-Wissowa-Kroll, Realencyclopädie der classischen Altertumswis-

Hallux Valgus, Hrsg. Blauth
© Springer-Verlag: Berlin Heidelberg 1986

In seiner geistigen Nachfolge steht *Marcus Verrius Flaccus,* Lehrer der Augustusenkel, aus dessen verlorenem Werk „*De verborum significatu*" („*Über die Bedeutung der Wörter*") *Sextus Pompejus Festus* im 2. nachchristlichen Jahrhundert einen Auszug von zwanzig Büchern herstellte [5].

Hier bei *Festus* finden sich für uns der lateinische «hallux» und das griechische «ἄλλεσϑαι – hallesthai» zum ersten Mal in einen etymologischen Zusammenhang gebracht. Entsprechend der griechischen Schreibweise mit aspiriertem ἀ als Anfangsbuchstaben liest man bei ihm unter «allus»: „*Daumen des Fußes, der über den nächsten Zeh steigt, weil er gleichsam den zweiten hinaufgesprungen erscheint, was griechisch* ἄλλεσϑαι *heißt*" [6].

Die Frage nach der Geltung dieser etymologischen Erklärung ist hier von untergeordneter Bedeutung [7], bezeichnend ist allein der Befund, daß der Hang der Großzehe, in die Valgusstellung abzuweichen und über die zweite Zehe zu „*springen*", eine allgemein bekannte Tatsache gewesen sein muß. Andernfalls hätten sich nicht Grammatiker, medizinische Laien also, dadurch zu einer solchen Deutung des Wortes anregen lassen. Der Hallux valgus stellte daher auch in der Alten Welt eine Deformität dar, deren Verformungsgrad, so wird man als sicher annehmen dürfen, bisweilen über jene „*leichte Abweichung der großen Zeh zum ersten Strahl*" hinausging, die *Bade* in Anlehnung an die griechische Kunst von einem wohlgeformten Fuß forderte [8]. Gewiß hat die griechische Plastik, als wollte sie *Galens* Hochgesang auf den menschlichen Fuß [9] vorwegnehmen, den unteren Gliedmaßen die nämliche Sorgfalt zugewandt wie den übrigen Teilen des menschlichen Körpers. Gerade darum aber erscheint es unserem Verständnis dienlicher, sich zunächst an den Pergamener zu halten.

Die hellenistische Anatomie

Auch die Hochblüte der Anatomie war im hellenistischen Alexandrien zu Hause, wo zum ersten Mal die Sektion menschlicher Leichen erlaubt war. Doch selbst die

---

senschaft (RE) 20, 1, Sp 194 ff.; zur stoischen Lehre vgl. Barth P (1903) Die Stoa. Frommanns Klassiker XVI, Stuttgart, S 76 ff. und – weniger scharf abgrenzend – Pohlenz M (1948) Die Stoa. Geschichte einer geistigen Bewegung, Göttingen, S 40 ff. Eine gute Übersicht gibt Reitzenstein in seinem Artikel Etymologica. In: RE 6, 1, Sp. 807 ff., der außerdem Berichtigungen zu seinem genannten Werk enthält.
[5] Auch Festus faßte demnach Latein als griechischen Dialekt auf; vgl. z. B. Lindsay WM (1916 – Repr. 1967) Terga Fatigamus Hasta. Classical Q 10:97. Zu Festus s. Ziegler K Artikel Sextus Pompejus Festus 145). In: RE 21, 2, Sp. 2316–2320.
[6] Festus, De verborum significatu, Ed. W. M. Lindsay, in: Glossaria Latina etc., Vol IV, Paris 1930, p 101 (7–8), s. v. Allus, „pollex (pedis) scandens proximum digitum; quod velut insiluisse in alium videatur, quod Graece ἄλλεσϑαι dicitur". Ibidem, p 224 (91) s. v. Hallus, „pollex pedis scandens super proximum, dictus a saliendo". – Siehe auch Hinweis und Zitat bei Aegidius Forcellini, Totius Latinitatis Lexicon ..., benutzt wurde die Ed. Schneebergae 1831, p 139, s. v. allus, i, m.
[7] Vergleiche Walde A (1938) Lateinisches etymologisches Wörterbuch, 3. Aufl., bearbeitet von Hofmann JB, Bd 1, Heidelberg, S 633 s. v. hallus: „Etymologie unsicher". Desgleichen Ernout A und Meillet A (1951)[3] Dictionnaire etymologique de la Langue Latine, Paris, p 514 s. v. hallus, hallux: „forme douteuse", deren Zitat aus Festus leider ungenau ist.
[8] Bade P (1940) Der Hallux valgus. Z Orthop [Suppl] 71:7.
[9] Galen, De usu partium, lib. III, c. 10 u. 11; Vol III, bes. p 234 ff. u. 242 ff., Ed. Kühn (K.).

Schriften so berühmter Anatomen wie *Herophilos, Eudemos* oder *Erasistratos* sind verloren, und so bleiben wir hier ebenfalls auf die späten Autoren, vor allem auf die zahlreichen, noch heute achtunggebietenden Werke des großen *Galenos von Pergamon* angewiesen. Osteologisch bedeutsam ist, daß er am Vorfuß – wie wir – den Großzeh in zwei Phalangen gliedert und fünf Ossa metatarsalia zählt, während er an der Hand dem Daumen drei Phalangen zuteilt und an der Mittelhand lediglich vier Ossa metacarpalia (die heutigen II–V) gelten läßt [10]. Größe und Stärke der Knochen vom ersten Strahl erklärt er zur tektonischen Voraussetzung für Bildung und Halt des Längsgewölbes; denn *„wenn nicht der Großzeh mächtiger im Vergleich zu den anderen Zehen gewachsen wäre und sich nicht nur aus zwei Phalangen zusammensetzte, so wäre keine Sicherheit für die schwebenden Knochen vorhanden"*. Um keine Unklarheit aufkommen zu lassen, wiederholt *Galen* seine teleologische Darlegung mit den Worten: *„Erstens wuchs daher der Großzeh nicht nur derart viel größer als der Daumen, sondern auch viel massiger, zweitens aber entstand er nicht wie jener aus drei Knochen, sondern aus zwei. Da die Natur nämlich meiner Meinung nach große, solcherart angeordnete Knochen brauchte, deshalb hütete sie sich, diese in viele kleine zu zerlegen"* [11].

Hatte der Pergamener die Aufgabe des Großzehs innerhalb der Statik des Fußskeletts im Kontrast zu den Funktionen des Daumens an der Hand definiert, so hält er sich auch bei der Beschreibung von dessen Muskelbewegungen an dieses Verfahren. Schließlich gelangt er zu dem Ergebnis, die Muskelkraft des Hallux sei in den einzelnen Bewegungsebenen verschieden stark: Die kräftigsten Muskeln und Sehnen seien für die Beugung geschaffen, mittelstarke für die Streckung und die Bewegung nach außen, die schwächsten aber für die Bewegung nach innen [12]. Daraus geht hervor, daß *Galen* ein Kräftegleichgewicht zwischen den antagonistischen Abduktoren und Adduktoren verneint und ein Übergewicht des die Valgusstellung begünstigenden Abduktors (Bewegung nach außen) annimmt.

So bleibt die Frage nach der Rolle des M. extensor hallucis longus, und wir finden die Antwort in seiner kurzen Muskellehre für Studenten: *„Dieser Muskel setzt am ersten Knochen des Großzehs an und spannt, richtiger zieht, diesen ständig etwas hinauf in die schräge Lage"* [13]. Da *Galen* diesen Satz in einer normalen Anatomie für Anfänger schreibt, muß er diese Zugrichtung – in Übereinstimmung mit mo-

---

[10] Vergleiche Michler M (1964) Die Mittelhand bei Galen und Vesal. Sudhoffs Arch 48:200; für die osteologische Gliederung des Fußes speziell s. S 200 ff., Anm. 1. – Zusätzliche Textstellen unterdessen bei Irmer D, Palladius, Kommentar zu „De fracturis" und seine Parallelversion unter dem Namen des Stephanus von Alexandria, kritische Ausgabe und Übersetzung, Hamburger Philologische Studien 45, Hamburg 1977, Text p 52 für Palladius und p 53 für Stephanus, Übersetzung p 122, wo ὁμοίως freilich linguistisch und sachlich richtiger durch „ähnlich" wiedergegeben werden sollte.

[11] Galen, De usu partium lib. III, c. 8; III, 201 f. K.

[12] Galen, De usu partium lib. III, c. 10; III, 218 f. K. – Zur Frage der Muskelbewegung und des Muskelgleichgewichts bei Galen vgl. Meyer-Steineg T (1911) Studien zur Physiologie des Galenos, I. Abschn.: Allgemeine Muskelphysiologie, Arch Gesch Med 5:174–193.

[13] Galen, De musculorum dissectione ad tirones, Abschn.: De musculis qui in tibia sunt, a quibus tum totum pes, tum digiti moventur; XVIII B, 1019 f. K. Vergleiche neuerdings auch die englische Übersetzung von Goss CM, On the anatomy of Muscles for Beginners by Galen of Pergamon, The Anatomical Record 145 (April 1963), 499. Galen stand mit dieser Ansicht im Altertum nicht allein: Vgl. Oribasius, Collect. Med. XXV, 55, 4, Ed. Raeder, Corpus Medicorum Graecorum (CMG) VI 2, 1, Vol III, p 82.

dernen Orthopäden und Anatomen [14] – für regelrecht gehalten haben. Dies bestätigt er auch in seinem denkwürdigen Werk *„De anatomicis administrationibus"*, wo er zunächst die allgemeine Regel aufstellt: *„Folgendes, muß man wissen, gilt für die gesamte Muskulatur gemeinsam, daß nämlich Muskeln, die in gerader Richtung verlaufen, auch eine gerade Bewegungsrichtung besitzen, die aber schräg verlaufen, eine schräge"* [15]. Einige Seiten weiter beschreibt er dann sinngemäß den Verlauf des Muskels als von der Außenseite der Wade entspringend und an der ersten Phalange des Großzehs ansetzend, wie es auch uns in etwa geläufig ist [16].

Nach diesen Auskünften taucht unwillkürlich wieder die Frage nach der Verformung selbst auf, und es wäre wünschenswert, wir könnten uns weiterhin auf so sicherem Boden bewegen wie innerhalb der normalen Anatomie.

Die Fußform in der bildenden Kunst

Trotz aller ästhetischen Strebungen in der Entwicklung der antiken Skulptur findet sich der (Knick-Senk-)Spreizfuß als Vorläufer für den Hallux valgus häufig und unverbrämt dargestellt. Nicht einmal vor dem großen *Augustus* machte man halt, und sein römisches Panzerstandbild könnte jedem orthopädischen Lehrbuch als Schulbeispiel dienen (Abb. 1).

Daß sich umgekehrt selbst in den realistischen Epochen einer schönheitsbedachten Kunst auffällig stark ausgeprägte Deformitäten – auch wenn es sich nur um Zehen handelte – schwerlich finden lassen, bedarf keiner ausführlichen Erklärung [17]. Bedenkt man außerdem die innere Einstellung des Griechen gegenüber mißbildeten menschlichen Körperformen im großen wie im kleinen, dann wird man die Erkenntnisse, die sich aus dem überkommenen Gut antiker Plastiken gewinnen lassen, kaum überschätzen. Denn die Kleinkunst der Tonfiguren wiederum bietet Deformitäten überwiegend an Bettlern und Trinkern, Gauklern und Komödianten in übertriebenen Zerrbildern, lediglich auf Wirkung und nicht auf anatomisch getreue Darstellung bedacht.

Immerhin erscheint an Darstellungen von Kindern und Jugendlichen eine gewisse Disposition zu Spreizfuß, Metatarsus primus varus, *„springendem Großzeh"* und *„Digitus quintus varus"* gar nicht so selten. Ein solcher Befund wäre sowohl bei dem *„Ausruhenden Knaben"* aus der Münchner Glyptothek, dem sog. Narkissos (obwohl er sicher keinen darstellt), nicht auszuschließen (Abb. 2 a), wie auch beim Fuß der bekannten Bronzestatue des *„Knaben von Piombino"* im Louvre zu Paris (Abb. 2 b). Sie wäre bei dem *„Badenden Mädchen von Beröa"* aus dem 5. vor-

---

[14] Zur Funktion des M. extensor hallucis longus und seinem Einfluß auf eine Valgusstellung vgl. Virchow H, zitiert bei Bade, S 6; ferner Hohmann G (1948) Fuß und Bein, München, S 147; Rütt A Zehendeformitäten, 2. Der Hallux valgus. In: Hdbch. Orthopädie, Bd 4, Tl II, S 1106f. – Rabl CRH (1975) Orthopädie des Fußes, Stuttgart, S 195, macht v. a. den M. adductor hallucis verantwortlich, entsprechend dem anatomischen Hinweis Galens auf das Übergewicht des Zuges nach außen gegenüber dem nach innen.
[15] Galen, De anatomicis administrationibus, lib. II, c. 4; II 297 K.
[16] Galen, ibidem, lib. II, c. 7; II 320 K.
[17] Als Ausnahme darf die häufige Darstellung eines Digitus V varus gelten, die sich keineswegs auf Lysipp und seine Schule beschränkt, wie Holländer E noch meinte (Plastik und Medizin, Stuttgart 1912, S 297). – Für die folgenden Ausführungen vgl. Michler M (1961) Die Krüppelleiden in „De morbo sacro" und in „De articulis", Sudhoffs Arch 45:307ff., mit entsprechenden Literaturangaben.

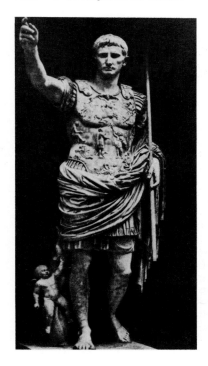

Abb. 1. Panzerstatue des Augustus aus Prima Porta; Rom, Vatikan. [Aus Furtwängler A, Urlichs HL (1904) Denkmäler griechischer und römischer Skulptur. Bruckmann, München, S 174, Tafel 54]

christlichen Jahrhundert ebenso denkbar (Abb. 2 c) wie beim Amor aus der Gruppe *„Eros und Psyche"* am Beginn des 2. Jh. (Abb. 2 d) und ist selbst noch am *„Laufenden Knaben"* aus späthellenistischer Zeit angedeutet (Abb. 2 e). Dennoch, von eigentlichen Deformitäten kann durchwegs nicht gesprochen werden, und fast alle dürften noch zum *„unauffälligen Fuß"* Jugendlicher zu rechnen sein, wie ihn *Debrunner* beschrieben hat [18].

Andererseits sticht bereits bei den wenigen Abbildungen der einheitliche Aufbau dieser Füße ins Auge, als ob die griechischen Bildhauer nur diese eine gleichmäßige Art der Zehenproportion gekannt hätten. Schon um die Jahrhundertwende machte der Archäologe *Heinrich Bulle* darauf aufmerksam, daß die Vorfüße an den griechischen und römischen Skulpturen stets so gebildet seien, daß der zweite Zeh den Hallux an Länge übertreffe und nach diesen beiden die übrigen Zehen in absteigender Reihe folgten. Er betrachtete diese Vorfußform nicht nur als die schönste, sondern bezeichnete alle übrigen als unnatürlich [19]. Auch konnte er seine Behauptung über die Jahrhunderte hin mit eindrucksvollen Beispielen belegen (Abb. 3 a), die sich auch für spätere Zeitalter beliebig nachweisen lassen (Abb. 3 b). Lange vor ihm hatte schon *Overbeck* bei den naturgetreuen Nachzeichnungen seines Werkes auf diese Zehenbildung peinlich geachtet (Abb. 3 c) [20],

---

[18] Vergleiche Debrunner HU (1965) Wachstum und Entwicklung des Fußes beim Jugendlichen. Z Orthop [Suppl] 99:65.
[19] Bulle H (1912) Der schöne Mensch im Altertum. München Leipzig, Sp 213 f. und Tafel 111.
[20] Overbeck J (1869) Geschichte der griechischen Plastik ..., Bd 1 u. 2. Leipzig passim; in Abb. 3 wird aus Bd 1, Fig. 70, S 359, geboten.

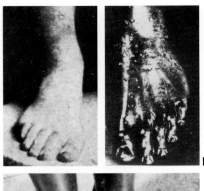
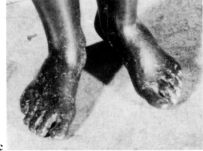
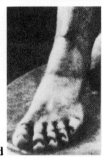
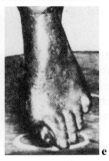

Abb. 2 a–e. Disposition zur Entwicklung banaler Fußdeformitäten an jugendlichen Skulpturen. **a** Rechter Fuß des „Ausruhenden Knaben"; München, Glyptothek. [Aus Bulle H (1912) Der schöne Mensch im Altertum. Hirth, München und Leipzig, Tafel 65]. **b** Linker Fuß des „Knaben von Piombino"; Paris, Louvre. [Aus Hafner G (1978) Sternstunden der Archäologie. Econ, Düsseldorf–Wien, S 306, Abb. 147]. **c** Füße des „Badenden Mädchens von Beröa"; München, Antikensammlung (rechter Fuß belastet, linker Fuß entlastet). (Die Abbildung verdanke ich Herrn H. Juranek von den Antikensammlungen und der Glyptothek München.) **d** Linker Fuß des Amor aus der Gruppe „Amor und Psyche" (der sog. „Kapitolinische Kuß"); Rom, Capitolinum. [Aus Charbonneaux, Martin, Villard (1971) Griechische Kunst, Bd IV. Beck, München, S 317, Abb. 347]. **e** Linker Fuß des „Laufenden Knaben"; Madrid, Prado. [Aus Bulle H (1912) Der schöne Mensch im Altertum. Hirth, München und Leipzig, Tafel 101]

und selbst in die Vasenmalerei dringt sie mit dem 5. vorchristlichen Jahrhundert immer stärker ein (Abb. 3 d, e).

In diesem Zusammenhang erinnert man sich unwillkürlich an *Lelièvre,* der mit seinen Hallux-valgus-Operationen nicht nur eine Korrektur der Großzehenform und -stellung erstrebte, sondern auch die Herstellung der *„griechischen Zehenproportion"* – unter anderem im Gegensatz zur ägyptischen, bei der die Großzehe der längste Digitus pedis sein soll (Abb. 4). Er verfolgte damit nicht nur ein ästhetisches Ziel, sondern wollte so durch eine „natürliche Proportion" auch einer Rezidivneigung begegnen[21].

Ein solches Denken aber führt abermals in die Zeit von *Bulle* zurück; denn um die Jahrhundertwende befaßten sich auch die Anatomen mit der Form des Vorfußes und stellten die These auf: *„Die allgemein auftretende größere Länge der 2.*

---

[21] Lelièvre J (1967)[3] Pathologie du pied. Paris, p 103 ff. und p 466 ff., besonders p 477. Vergleiche dazu Rabl, S 205. Abb. 4 zeigt in der Tat Füße, an denen die Großzehen die größte Länge besitzen, doch darf man dies für die ägyptische Kunst keineswegs mit derselben Regelmäßigkeit voraussetzen wie umgekehrt für die griechische.

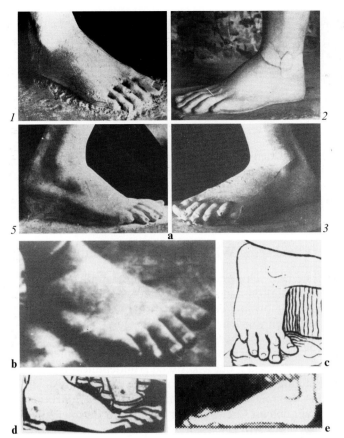

Abb. 3 a–e. „Griechische Form des Vorfußes" mit prominentem Digitus II. **a** Demonstriert über mehrere Jahrhunderte in: Bulle H (1912) Der schöne Mensch im Altertum. Hirth, München und Leipzig, Tafel 111, anhand von: *1* Apoll von Tenea, 6. Jh. v. Chr., *2* Aeginet aus dem Fries des Aphaiatempels, Beginn des 5. Jh. v. Chr., *3* Apollon von Pompeji, Mitte des 5. Jh. v. Chr., *5* Apoxyomenos des Lysipp, 4. Jh. v. Chr. **b** Rechter Fuß der mütterlichen Gestalt von der Ara pacis Augustae (9 v. Chr. geweiht); Rom. [Aus Hafner G (1969) Kunst im Bild, Bd Athen und Rom. Holle, Baden-Baden, S 192]. **c** Rechter Fuß der kauernden Aphrodite nach Dädalus von Sikyon, 1. Hälfte des 4. Jh. v. Chr.; Rom, Vatikan. [In der Zeichnung bei Overbeck J (1869) Geschichte der griechischen Plastik, Bd I. Hinrichs, Leipzig, S 359, Fig. 70]. **d, e** Zehendarstellungen in der Keramik: **d** Schale des Peithinos: Peleus ringt mit Thetis; Berlin. Staatliche Museen (rechter Fuß des Peleus von lateral). [Aus Hafner G (1969) Kunst im Bild, Bd Kreta und Hellas. Holle, Baden-Baden, S 119]; **e** Schale des Malers Duris: Jason und die Schlange; Rom, Vatikan (rechter Fuß des Jason von medial). [Aus Pinsent J (1969) Griechische Mythologie. Vollmer, Wiesbaden, S 78]

Zehe und des prominierenden Mittelfingers ist als Norm anzusehen. Hand und Fuß bauen sich nach festen Proportionen auf." Freilich mußten sie für diese Regel bei Reihenuntersuchungen am Fuß ein reichliches Viertel an Abweichungen zugestehen, doch begegneten sie diesem Befund mit der Feststellung: *„Bei denjenigen Rassen, welche nie Schuhe getragen haben, prominiert stets die 2. Zehe"*[22].

---

[22] Krause W (1909) Skelett der oberen und unteren Extremität. In: Bardeleben K von (Hrsg) Handbuch der Anatomie des Menschen, Bd 1, 3. Abt., Jena, S 170 f.

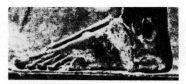

Abb. 4. „Ägyptische Form des Vorfußes" mit prominentem Digitus I. Linker Fuß des Königs Sethos I.; Paris, Louvre. [Aus Breasted JH, Ranke H (1936) Geschichte Ägyptens. Phaidon, Leipzig-Zürich, Tafel 237]

Sämtliche modernen orthopädischen Autoren diktieren aber dem Schuhwerk bei der Entstehung des Hallux valgus mindestens eine mitverantwortliche Rolle zu[23], und die Frage liegt nahe, welchen Einfluß übte die griechische Fußbekleidung auf die fast regelmäßige Prominenz der zweiten Zehe und die Form des Hallux aus.

Das griechische Schuhwerk und seine Wirkung auf den Vorfuß

Daß Griechen und Römer feste und schwere Schuhe besaßen, ist allgemein bekannt, ebenso, daß diese in Werkstätten nach Maß angefertigt wurden und daß bestimmte Formen in der Nachversorgung erfolgreich behandelter Klumpfüße Verwendung fanden. Für gewöhnlich wurden sie aber nur zur Jagd, im Krieg und bei Reisen durch unwegsame und unwirtliche Gegenden getragen; sonst galten sie überwiegend als Kleidung der Barbaren, von denen sie auch übernommen waren[24]. Andererseits ist nicht nur *Diogenes,* der asketische Hundephilosoph, sondern selbst *Sokrates* ein Leben lang barfuß gegangen, um sich in Bedürfnislosigkeit zu üben[25]. Auch wird über den mit einer Beinlähmung behafteten Spartanerkönig *Agesilaos* berichtet, er sei noch als Greis, um der Jugend ein Beispiel zu geben, im Winter barfuß gelaufen, und selbst eine späte Anthologie hält das Barfußlaufen, „so einer dazu imstande ist", für dienlicher als das Tragen von Sandalen[26]. Diese und die «Hypŏdḗmata» (ὑποδήματα) – ein Wort, das noch heute in den Ladenstraßen griechischer Städte auf ein Schuhgeschäft hinweist – bildeten also die übliche Fußbekleidung. Das zeigen auch Malerei und Plastik; allerdings ist «Hypŏdḗma» allmählich zur Bezeichnung jeglicher Art von Schuhwerk geworden[27].

[23] Vergleiche Bade, S 15, Hohmann, S 147 u. Abb. S 156, Rabl, S 194f., Rütt, S 1108.
[24] Vergleiche Michler M (1963) Die Klumpfußlehre der Hippokratiker. Sudhoffs Arch Beiheft 2, Wiesbaden. Das praktische Verfahren, Abschn. 4: Nachbehandlung und Schuhversorgung, S 36, und für die zugezogene Literatur über das griechische und römische Schuhwerk S 32f., Anm. 1. – Zur Sandale als „nationaler griechischer Volksbekleidung" im Gegensatz zu festen Schuhen s. vor allem Erbacher K (1914) Griechisches Schuhwerk. Diss. phil., Universität Würzburg, S 45 u. 47, und Lau O (1967) Schuster und Schusterhandwerk in der griechisch-römischen Literatur und Kunst. Diss. phil., Universität Bonn, S 50f.
[25] Vergleiche Platon, Phaedrus 3, 292a, Ed. Hermann, Vol II, p 204, und Xenophon, Memorabilia lib. I, c.6, 2f., Ed. Tauchnitz, Tom. II, p 32f.
[26] Vergleiche Aelian, Varia historia lib. VII, c. 13, Ed. Tauchnitz, p 110 und zur angeborenen Beinlähmung und deren Folgekrankheiten Michler M (1963) Die Krankheit des Agesilaos in Megara, Sudhoffs Arch. 47:179ff. – Zum anthologischen Sprichwort s. Stobaeus, Sermones I 84 (entnommen aus: Musonius, Liber de vestimento, nach der Humanistenedition von Gessner C, Frankfurt 1581, Sermones I, p 19).
[27] Vergleiche Erbacher, S 29, und noch deutlicher Lau, S 89. – Was aber die Darstellung der Fußbekleidung in der bildenden Kunst betrifft, so schrieb bereits Erbacher seinerzeit,

Nach dem Lexikographen *Pollux* bestanden solche Hypodemata aber ursprünglich aus folgenden Teilen: Riemen, Ledersohlen und Ösen an deren Rändern. Ferner war ein Querriemen (ζυγόν) an Haken oder Nägeln der Sohle über dem Vorfuß vorhanden; außerdem besaßen sie Steppnähte[28]. Diese Beschreibung macht auch ihre Bezeichnung verständlich: «hypŏ-dĕŏ» (ὑποδέω) heißt: «ich binde darunter»; es handelt sich also ursprünglich um eine mit Riemen unter den Fuß gebundene Ledersohle oder Doppelsohle.

Sandale und Hypodema ähneln demnach einander, ihre Übergänge sind fließend und so einer gemeinsamen Betrachtung zugänglich[29]. Wenngleich Zeitalter,

---

„daß der antike Künstler keineswegs auf eine genaue Wiedergabe der Wirklichkeit ausgeht" (S 25). Diese Behauptung, für die er jeden Beweis schuldig blieb, schleppt sich seitdem durch sämtliche Abhandlungen und Artikel zu diesem Thema, ohne dadurch an Wahrheit zu gewinnen (s. in jüngster Zeit Lau, S 110, fußend auf Gansser-Burckhardt A, Das Leder und seine Verarbeitung im römischen Legionslager Vindonissa, Veröffentl. Ges. pro Vindonissa, Bd 1, Basel 1942, S 62). Wer jahrelang in zahlreichen Antikenmuseen Europas nicht nur die Schönheit der alten Meister studierte und, wo möglich, allgemeine medizinhistorische Belehrung schöpfte, sondern wer die Skulpturen stets auch mit einem orthopädischen Auge betrachtete, der weiß, welche Präzision i. allg. auf die Darstellung des Schuhwerks verwendet worden sein muß. An einer Reihe von Füßen lassen sich Farbreste noch dort erkennen, wo der Künstler die Sandale nur zum Teil modelliert und den Rest zu Ende gemalt hatte. Wir werden eine solche Zeichnung häufig auch dort vorauszusetzen haben, wo die Farbe der Erde und der Zeit nicht standgehalten hat. Kein Künstler aber hätte ein solches Verfahren angewandt, der „die Wiedergabe des Schuhwerks in Einzelheiten übergangen" hätte (Gansser-Burckhardt, ibidem, übernommen von Lau, S 110). Auch die „Vielfalt und Buntheit" der dargestellten Modelle dürfte weniger der Phantasie der Künstler als der Mode entsprungen sein, zumal die relativ konservative Kleidung der griechischen Männer- und Frauenwelt den Ausdruck des Zeitgeschmacks überwiegend auf dieses Feld und den Schmuck eingeengt haben muß. Dennoch zeigt die Unzahl unterschiedlicher Modelle dem Fachmann bei näherem Studium eine weitgehend eingehaltene Leitlinie in ihrem Aufbau, so daß er sich unwillkürlich fragt, wie dies von den meist sehr scharfsichtigen Archäologen und Kunsthistorikern übersehen werden konnte; lediglich Gross WH hat in dieser Frage neuerdings Zurückhaltung geübt (Artikel Schuhe, in: Kl.P., Bd 5, Sp 37 f.). Umgekehrt jedoch läßt sich feststellen, daß in all diesen oben angegebenen Spezialarbeiten die Frage nach dem Verhältnis von Fußbekleidung und Fußgesundheit, von Fehlformen unter Einfluß des Schuhwerks nicht ein einziges Mal ernsthaft gestellt worden ist; denn die von Holländer (S 297) nebenher geäußerte Behauptung, einzelne an Statuen feststellbare Hammerzehen und die gewiß sehr häufig anzutreffenden Digiti V vari (subducti) seien Schadensfolgen des griechischen Schuhwerks, bleibt von ihm unbewiesen und ist in der Tat völlig unbegründet. Es konnte seinerzeit nachgewiesen werden, wie sachgerecht Sandale und Schuhwerk bereits im hippokratischen Zeitalter in der Klumpfußtherapie und seiner Nachbehandlung verwendet wurden (Michler M, Die Klumpfußlehre der Hippokratiker, S 32 ff. und 36 ff.), auch hier kann wieder nur der speziellen Frage nachgegangen werden, in welcher Weise das griechische Schuhwerk auf die Hallux-valgus-Bildung eingewirkt hat. Doch sollte allein zu denken geben, daß selbst Sandalen auf Leisten gearbeitet wurden (selbst Hypodemata mit doppelter Sohle = δίπελμοι; s. Lau, S 87) und so bereits die Rechts-Links-Verschiedenheit in vorteilhafter Weise für den Fuß berücksichtigt werden konnte.

[28] Julius Pollux, Onomasticon, lib. VII 80 f., Ed. I. Bekker, p 294.

[29] Zur Entwicklung der Hypodemata und Sandalen samt ihren Übergangsformen und zur Entwicklung der festen Sandale über die «Krepis» zum eigentlichen Schuhwerk vgl. Erbacher, S 21 und S 37 mit Literaturangaben, und Lau, S 123. Zum Querriemen, dem ζυγός oder ζυγόν, s. Erbacher, S 33, der ihn freilich in seinem Verlauf auf Zehen und „Zehenwurzeln" beschränken möchte, was überwiegend nur für die archaische Zeit zutrifft; ferner Lau, S 111 ff., der sehr klar die Entwicklung dieses Querriemens zu einer Zunge (lingula = γλῶσσα ὑποδημάτων) darstellt, um den Riemengeflechten einen Zusammenhalt zu geben und den Spann vor deren Einschneiden zu schützen.

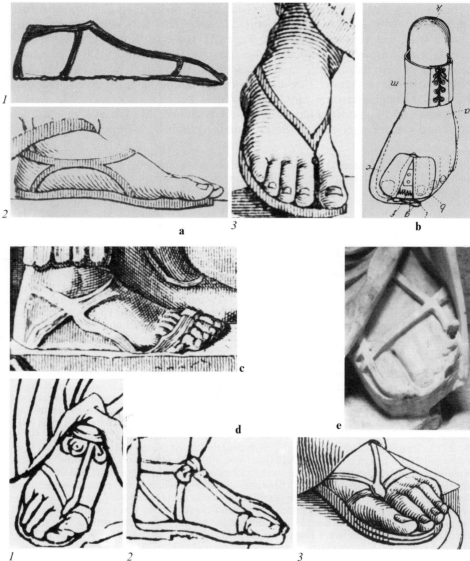

Abb. 5 a–i. Die Entwicklung der Grundprinzipien in der Bauweise von Hypodemata und Sandalen. **a** *1* Hypodema von einem Tongefäß aus Arkades in Kreta, 7. Jh. v. Chr. (Nachzeichnung); Museum Heraklion. Die Linien waren nur noch undeutlich zu erkennen. (Eigene Zeichnung). *2* und *3* Zur Erläuterung von *1* werden hier beide Füße einer im archaischen Stil gefertigten Artemis aus späterer Zeit wiedergegeben; Nationalmuseum Neapel. [Aus Overbeck J (1869) Geschichte der griechischen Plastik, Bd I. Hinrichs, Leipzig, S 172, Fig. 37]. **b** Halluxbandage nach v. Salis. [Aus Bade P Der Hallux valgus, S 24, Fig. 17]. **c** Rechter Frauenfuß aus dem archaischen Relief von Chrysopha bei Sparta, Mitte des 6. Jh. v. Chr. Hypodema mit Querriemen direkt über den Zehen; es findet sich noch bis etwa in die 1. Hälfte des 5. Jh. v. Chr. [Aus Baumeister A (1885) Denkmäler des klassischen Altertums, Bd I. Oldenbourg, München und Leipzig, S 329, Fig. 343]. **d** Der Querriemen verlagert sich von den Zehen auf den anterioren Teil der Ossa metatarsalia. *1* und *2* Beide Füße einer Niobetochter aus der Gruppe in den Uffizien zu Florenz, die unter dem Einfluß des Skopas oder Praxiteles entstanden ist; 4. Jh. v. Chr. [Aus Overbeck J (1869) Geschichte der

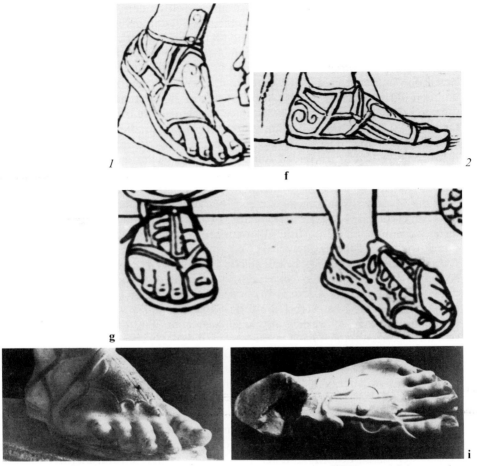

griechischen Plastik, Bd II. Hinrichs, Leipzig, S 50, Tafel Fig. 82 e]. *3* Desgleichen an der Dresdener Athene, die, in archaistischer Manier gefertigt, zeitlich nicht genau datierbar ist. [Aus Overbeck J, a.O., S 173, Fig. 38]. **e** Hypodema, dessen Querriemen sich vor dem Köpfchen des Os metatarsale I in 2 Riemen aufgabelt und dieses dreiecksförmig umfaßt. Hier findet sich außerdem ein Riemen, der den Kleinzeh von den übrigen trennt, gegen den häufig zu beobachtenden Digitus V varus. (Die Abbildung verdanke ich Herrn H. Juranek von der Antikensammlung und der Glyptothek München.) **f** *1* und *2* Füße der sog. Artemis von Versailles; Paris, Louvre. Die Lederzunge auf dem Spann mündet in einen Riemen, der den Großzeh von den übrigen trennt. Der Querriemen umfaßt fest den Vorfuß, die Ferse ist voll in Leder gebettet. [Aus Overbeck J (1869) Geschichte der griechischen Plastik, Bd II. Hinrichs, Leipzig, S 252, Tafel Fig. 103 links]. **g** Füße des Asklepios von einem elfenbeinernen Diptychon; Florenz, Uffizien. Wandersandale als Übergang zum festen Schuhwerk; auch sie hält die nämlichen Grundregeln in ihrer Bauweise ein. [Aus Baumeister A (1885) Denkmäler des klassischen Altertums. Oldenbourg, München und Leipzig, S 139, Fig. 151]. **h** Fuß des Hermes von Praxiteles; Museum Olympia. Von der mehrfach eingekerbten Zunge führt eine Lasche zwischen den Großzeh und seinen Nachbarn, so daß man die Trennung von Digitus I und II voraussetzen kann. [Aus Hamann R (1923) Olympische Kunst. Verlag des kunstgeschichtlichen Seminars in Marburg/Lahn, Marburg, Tafel 55]. **i** Von griechischem Schuhwerk beeinflußte römische Sandale an einem Votivfuß; Bally-Museum Schönenwerd. Sie ähnelt auffällig der von **h** und zeigt eine doppelte Riemenführung zwischen Digitus I und II. [Aus Valentin B (1966) Geschichte der Fußpflege. Thieme, Stuttgart, S 79]

Modeströmungen und fremde Einflüsse eine verschwenderische Fülle verschiedener Modelle hervorgebracht haben, so bleiben doch in deren Bauweise fast stets bestimmte formerhaltende und -bildende Kräfte für den Fuß gewahrt. Es genügen daher wenige Beispiele von der einfachen Sohle bis zur festen Strapaziersandale, um diese Grundsätze aufzuzeigen [30]. Von Ägypten übernommen, finden sich schon in archaischer Zeit Hypodemata, deren Riemenführung den Großzeh von den übrigen Zehen trennt (Abb. 5a). Bis in die Spätantike wird diese Trennung des Großzehs ein nahezu konstantes Bauelement an Bundsohle und Sandale bleiben [31]; sie bietet bereits den konstruktiven Ansatz für die Halluxbandage nach v. *Salis* (Abb. 5b) [32]. Der vordere Querriemen, der in früharchaischer Zeit die Zehen beengte (Abb. 5c), wandert allmählich etwas weiter nach proximal zurück, hält damit die Ossa metatarsalia zusammen und arbeitet einem Metatarsus primus varus entgegen (Abb. 5d). Andere Modelle lassen den Querriemen direkt über die Metatarsophalangealgelenke gehen und gabeln ihn vor dem Köpfchen des Os metatarsale I in zwei Riemen auf, so daß dadurch nicht nur ein besonders fester Zusammenhalt des Mittelfußes entsteht, sondern auch der „Exostosenbildung" wirkungsvoll begegnet wird (Abb. 5e).

Auch festeres Schuhwerk behält solche Grundsätze überwiegend bei: Die hohe Knöchelsandale, mit der *Artemis* häufig als Jägerin dargestellt ist (Abb. 5f), und die Wandersandale des *Äskulap,* aus Lederlaschen gefertigt (Abb. 5g), wahren die nämlichen Grundsätze. Selbst die feste Sandale am *Hermes* des *Praxiteles* in Olympia wird man schwerlich als Gegenbeispiel anführen können; denn es läßt sich ihrer ganzen Bauart nach voraussetzen, daß die markante Zungenlasche am ersten Strahl mit Farbe zwischen Großzeh und Digitus II weitergeführt war (Abb. 5h). Zeigt doch sogar ein viel fester gebauter Sandalenschuh auf einem römischen Votivfuß deutlich die Führung eines Doppelriemens zwischen diesen beiden Zehen (Abb. 5i).

Nach diesen Beispielen, die sich in verwandten Variationen leicht vermehren lassen, darf man zusammenfassen: Sieht man von den selten getragenen schweren Schuhen und Stiefeln ab, dann beachtet die antike Fußbekleidung im Gegensatz zu den meisten modernen Sandalen eine Reihe wichtiger Grundsätze der Fußhygiene: Sie sorgt für ein eigenes Fach des Hallux (mitunter sogar für jeden einzelnen Zeh), vermeidet auf diesen einen Druck von medial und faßt die Mittelfußknochen so zusammen, daß einem Metatarsus primus varus entgegengewirkt wird. Bei festerem Schuhwerk, wie es in Abb. 5f–i wiedergegeben ist, wird außerdem die Innensohle ausgearbeitet.

Mag die Milde des Klimas, die schweres Schuhwerk meist entbehrlich machte, eine solche Ausschaltung schädlicher Faktoren begünstigt haben, was am griechischen Geist so häufig im großen bewundert wird, findet sich hier im kleinen wieder: Der Hellene bemerkt den „springenden Großzeh" und beobachtet ihn, durchdenkt dann dessen Problematik und führt sie auf seine Weise einer Lösung zu. Denn darin waren nicht nur Bildhauer und Schiffsbauer, sondern auch die

---

[30] Dabei werden zur Demonstration, wo möglich, zunächst bewußt die alten Zeichnungen bei Overbeck und Baumeister A (Hrsg.) (Denkmäler des klassischen Altertums ..., Bd 1–3, München und Leipzig 1885–1888) vorgezogen, weil sie mit ihren klaren Linien hier noch immer instruktiver sein dürften als die besten Fotografien.
[31] Zum Beispiel das „Mädchen von Antium" (3. Jh. v. Chr.); Rom, Thermenmuseum.
[32] Vergleiche Bade, S 24, Fig. 17.

Cheirotechniten den Philosophen ebenbürtig[33]. Die altägyptische Sandale ist später wohl mit dem Islam bis nach Java und den Philippinen gewandert, ohne über Jahrtausende hinweg ihre Form zu ändern. Auch die griechischen Hypodemata gehen auf diese archaischen Vorbilder zurück. Wo immer der Hellene aber etwas übernahm, fast stets ging aus seinen Händen ein Neues hervor.

Die schwere und angeborene Deformität

Noch immer steht aber die Frage nach der schweren und extremen Valgusverformung unbeantwortet im Raum, sei sie nun angeboren oder erworben. Nach dieser mit ihrer hochgradigen Teilverrenkung oder gar totalen Luxation im Grundgelenk werden wir in der klassischen Kunst vergeblich suchen.

Die berühmte traumatologische Doppelschrift *„Über die Knochenbrüche"* (De fracturis) und *„Über die Einrenkung der Gelenke"* (De articulis reponendis) aus der hippokratischen Schriftensammlung, die man in die 1. Hälfte des 4. vorchristlichen Jahrhunderts datiert, vermag hier vielleicht eher weiterzuhelfen[34]. Wie die beiden aus ihr exzerpierten Kompendien *„Über die ärztliche Werkstätte"* (De officina medici) und *„Über die Einrichtung mit dem Hebel"* (Mochlicon) behandeln sie nämlich nicht nur Frakturen und Luxationen, sondern auch kongenitale und erworbene Mißbildungen[35].

Obwohl diese Schriften ganz der Praxis gewidmet sind, ließen sich aus dem bekannten Klumpfußkapitel die pathogenetischen Theorien der *Hippokratiker* über die Entstehung von Mißbildungen weitgehend zurückgewinnen und aus anderen Schriften ergänzen, wobei sich zeigte, daß auch die *Ärzte von Knidos* die nämlichen Ansichten vertraten.

Die erste Theorie sagt, wenn eine Schwangere einen Stoß oder Schlag gegen den Unterleib erleide oder gefallen sei, so werde der Embryo in jenem Bereich verkrüppelt geboren, auf den das Trauma eingewirkt habe. Die zweite macht eine örtliche Enge der Gebärmutter verantwortlich, da so eingezwängt der Raum zum normalen Wachstum fehle. Aus ihr ergibt sich die dritte, die eine falsche Gewohnheitshaltung als Ursache für Verkrümmungen, Verrenkungen und Teilverrenkungen annimmt. Schließlich bezog man noch prä- und postnatale Gelenkentzündungen und -vereiterungen in die ätiologischen Erwägungen ein. Soweit sie Gelenke betrafen, bezeichnete der hippokratische Arzt sie alle in der Praxis als angeborene oder erworbene Verrenkungen oder Teilverrenkungen[36].

Überprüft man die genannten Schriften unter diesem Gesichtspunkt auf die Erwähnung schwerer Zehendeviationen, dann findet man im Kompendium *„Über*

---

[33] Zum herausragenden Können der griechischen Schuhmacher, „ihrem praktischen Sinn und ihrer scharfen Beobachtungsgabe", die „immer wieder unsere Bewunderung erregen muß", vgl. Gansser-Burckhardt, S 66, und Lau, S 94.
[34] Zur Datierung vgl. neuerdings nochmals Deichgräber K (1971) in seinem Nachwort zum photomechanischen Nachdruck seines Werkes „Die Epidemien und das Corpus Hippocraticum", Berlin New York, S 175f., im wesentlichen unter Berufung auf Grensemann H (1969) Die Krankheit der Tochter des Theodoros, eine Studie zum siebten Hippokratischen Epidemienbuch, Clio Medica 4:71 ff.
[35] Zu diesen beiden Exzerpten vgl. Deichgräber, S 80ff.
[36] Vergleiche Michler M, a.O., Die theoretische Lehre, S 42ff., besonders S 46–49, und Michler M (1964) Die Dysmelien und Amelien im Rahmen der antiken Mißbildungstheorien und ihr Einfluß auf Ambroise Paré, Die Medizinische Welt 24, Sep. S 2ff.

die Einrichtung mit dem Hebel" die auf Finger und Zehen gemeinsam zielende Be-
merkung: *„Sollte die Verrenkung angeboren oder während des Wachstums geschehen sein, so verkürzen sich die Knochen unterhalb des Ortes der Luxation, und die Weichteile verkürzen sich am meisten auf der entgegengesetzten Seite der Verrenkung; beim Erwachsenen bleiben die Knochen freilich unverändert"* [37].

Hier ist zunächst daran zu erinnern, daß sich die Worte auf Deformitäten an sämtlichen Fingern und Zehen beziehen; daß sie andererseits den Hallux valgus mit einbeziehen, duldet kaum einen Zweifel. Der kurze Satz stellt jedenfalls die einzige Bemerkung in der antiken medizinischen Literatur dar, der sich unter anderem als Hinweis auf die Teilverrenkung eines Hallux valgus beziehen läßt.

Der Redressionsverband

Ein solcher Bezug erhält dadurch eine Stütze, daß der Verband im Anschluß an die Geradrichtung nicht nur eine Fixation, sondern auch eine Redression bewirkt [38]. Dennoch bleiben die Anweisungen zu den einzelnen Verbänden in den hippokratischen Schriften undeutlich, eben weil sie sich auf sämtliche Schadensbilder an Fingern und Zehen beziehen.

Wann immer die weitere Differenzierung stattgefunden hat – mit guten Gründen läßt sie sich innerhalb der hellenistischen Chirurgie vermuten, uns tritt sie erst um die Mitte des 4. nachchristlichen Jahrhunderts entgegen. In diesem turbulenten Saeculum hat *Oreibasios*, Leibarzt von *Julian Apostata*, eine Sammlung aus den Schriften älterer ärztlicher Autoren angelegt, um das medizinische Wissen vor dem völligen Untergang zu bewahren. In ihr finden sich Bücher des berühmten hellenistischen Chirurgen *Heliodor* aus der 2. Hälfte des 1. nachchristlichen Jahrhunderts, darunter auch seine Verbandslehre, a capite ad calcem angeordnet [39].

An deren Schluß ist der *„Kornährenverband auf dem Fuß"* folgendermaßen beschrieben: *„Man umwickelt den Großzeh kreisförmig und führt die Binde von hier schräg zum Mittelfuß und wickelt sie um den Knöchel herum. Vom Knöchel führt man sie schräg zum Mittelfuß, daß ein X entsteht, in Richtung auf den Kleinzeh und wickelt dann unter dem Vorfußballen (στῆθος τοῦ ποδός) entlang. Die Weiterführung des Oberverbandes (ἡ νομὴ τῆς ἐπιδέσεως) geschieht in denselben Bindentouren (κατὰ τῶν αὐτῶν). Dieser Verband wurde von unseren Vorfahren zum Verbinden des Großzehs aufgeschrieben und scheint mir übergenau und -vorsichtig zu sein, weil der Zeh gemeinsam mit seinem Fuß und dem Knöchel verbunden wird. Deshalb*

---

[37] Corpus Hippocraticum, Mochlicon c. 19; IV 360 Littré (L.); II 255 Kühlewein (Kw.) –
Der Inhalt des Zitats, dem in der großen Doppelschrift De fracturis c. 9 (III 448 f. L.; II 61 f. Kw.) und De articulis c. 80 (IV 318 f. L.; II 239 ff. Kw.) entsprechen müßten, findet sich in ihnen nirgends angesprochen, obwohl es sich um „vollständige" Kapitel handelt. Das aber dürfte in der alten, bereits von Littré gestellten Frage, ob es sich bei den beiden Exzerpten um Aufzeichnungen des Lehrers für den Unterricht oder Nachschriften eines Schülers handelt (vgl. Deichgräber, S 88), eher für ein kurzes Konzept des Lehrers sprechen, der in den Unterrichtsstoff einzelnes aufnahm, was er in der großen Hauptschrift dann als bekannt vorausgesetzt haben mag.
[38] Zum redressierenden Charakter solcher Verbände und der allmählichen Steigerung der Redression vgl. grundsätzlich De offic. med. c. 11 (III 308 f. L.; II 38 Kw.).
[39] Die beiden anderen Verbandslehren, die sich erhalten haben, führen in dieser Frage nicht weiter, da die bei Soran überlieferte mit dem Knöchelverband endet und die pseudo-galenische nur a capite ad penem reicht.

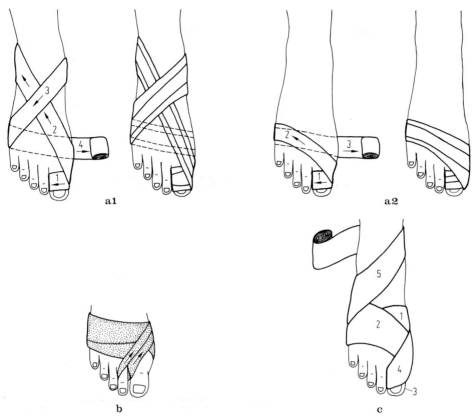

a1   a2

b   c

Abb. 6 a–c. Alte und neue Hallux-valgus-Bandagen. **a** *1* Hypodesis und vollständiger Verband der alten Ärzte, *2* Hypodesis und vollständiger Verband Heliodors (eigene Zeichnungen). **b** Der Hallux-valgus-Verband nach Lelièvre. [Aus Lelièvre J (1967) Pathologie du
Pied. Masson, Paris, S 157, Fig. 157,2]. **c** Der Nachsorgeverband beim Operationsverfahren nach Brandes. [Aus Rabl CRH (1975) Orthopädie des Fußes. Enke, Stuttgart, S 201,
Abb. 127]

scheint mir der Zehenverband – was seine örtliche Ausdehnung betrifft – vollständig
und ausreichend zu sein, wenn am Fußrücken der vordere Mittelfußbereich (πεδίον)
und an der Sohle der Vorfußballen (στῆϑος) aufgrund ihrer Nachbarschaft zu den
Zehen mitverbunden sind, wie es auch an der Hand gesagt ist"[40] (Abb. 6 a, 1
u. 2).

---

[40] Oribasius, Collect. Med. lib. XLVIII, c. 69, 1–3; Ed. Raeder, CMG VI 2, 1, Vol III,
p 291; Ed. Bussemaker u. Daremberg, Tom. IV, p 329 f. – Zur textkritischen Verbesserung
des zitierten Abschnittes vgl. Michler M Zu einer Konjektur in Heliodors Verbandslehre
bei Oreibasios, erscheint demnächst in: Hermes, Z. klass. Philologie. Die Verbesserung ist
in der hier gegebenen Übersetzung bereits berücksichtigt. – Hinsichtlich Text und Übersetzung noch folgendes: Zu „πεδίον" und „στῆϑος" am Fuß vgl. Michler M (1961) Zur meta-
phorischen und etymologischen Deutung des Wortes Πεδίον in der anatomischen Nomen-
menklatur, Sudhoffs Arch 45:216 ff. – Zur feststehenden Wendung: „ἵνα γένηται χίεσμα"
in den Verbandslehren von Heliodor und Pseudo-Galen vgl. Schubring K Die pseudoga-
lenische Schrift „Über die Verbände", eingel., hrsg. u. übers. (Phil. Habil.-Schr., Kiel 1962,
Heft 1: Einleitung, S 31; desgl. die Wendung: „νομὴ τῆς ἐπιδέσεως κατὰ τῶν αὐτῶν", ibidem

Selbstverständlich gibt auch *Heliodor* nur ausnahmsweise einmal die Indikationen für einen Verband an[41], und es läßt sich voraussetzen, daß dieser auch für traumatische Luxationen im Grundgelenk gebraucht wurde. Hier aber wird man sich der alten pathogenetischen Theorien zu erinnern haben, die auch den schweren und kongenitalen Hallux valgus einer traumatischen Pathogenese unterstellen.

Wer sich diesen Verband daher einmal an den eigenen Fuß wickelt, spürt selbst, wie sachgerecht und wohltuend er bei Hallux-valgus-Beschwerden gewirkt haben muß: Er redressiert den Großzeh nach medial und zieht ihn so in einem eigenen Fach aus seiner Fehlstellung. Gleichzeitig faßt er den vorderen Teil des Mittelfußes fest zusammen, und die X-förmige Bindenführung zum und vom Knöchel fixiert ihn an einem proximalen Gliedmaßenabschnitt und sichert so seine ihm zugedachten Aufgaben. Als Redressionsverband dieser Fußdeformität wirkt er daher nahezu vollkommen und vermag auch heute noch mit modernen Bandagen zu wetteifern. Der Verband von *Lelièvre* (Abb. 6 b) begnügt sich freilich wie der von Heliodor selbst mit der Fixation am zehennahen Vorfußbereich und gewährt auch dem zweiten, häufig mitbetroffenen Zeh ein eigenes Fach, während der Nachsorgeverband nach dem *Brandes-Operationsverfahren* (Abb. 6 c) bis zum Knöchel hinaufreicht[42]. Beide beginnen mit ihrer Wicklung allerdings am Vorfuß, doch dürfte dies für die Redressionswirkung auf den Großzeh keinen wesentlichen Unterschied bedeuten.

Die Furcht vor der Operation

Vermochte uns eine spätantike Sammlung von Verbänden doch noch die konservative Behandlung schwerer Hallux-valgus-Formen aufzuzeigen, so bleibt die Suche nach einem operativen Korrekturverfahren vergeblich. Da die Deformität als Teilverrenkung aufgefaßt wurde, mußte jeder Schnitt über dem Großzehengrundgelenk nach dem Denken der alten Ärzte aus einer geschlossenen eine offene Luxation machen. Beklommenheit und Besorgnis bei der Einrenkung offener Luxationen ziehen sich aber durch die gesamte antike Medizin. Sie finden sich nicht nur in der frühen Zeit der *Hippokratiker*[43], sie bestimmen auch noch das Handeln des letzten großen, chirurgisch tätigen Arztes der alten Welt, *Paulus von Ägina* im 7. Jh. n. Chr.[44].

Vor allem war es die Angst vor tödlichen Muskelkrämpfen nach der Einrenkung, die als lebensrettende Maßnahme die sofortige Wiederausrenkung erfor-

S 29. Zu „νομή" vgl. außerdem Galen, Hippocratis de medici officina, Comment. II c. 7 (XVIII B, 741 K.; Text korrekturbedürftig). – Zu „Hypodesis" und „Epidesis" vgl. Michler M (1963) Vom Ursprung des Desaultverbandes, Gesnerus 20:160. Dem ist hinzuzufügen, daß Hypo- und Epidesis bei bestimmten Verbänden in ihrer Bindenführung miteinander identisch sein konnten, wie dies auch beim „Kornährenverband der Großzehe" der Fall ist.
[41] Zur Tatsache, daß die antiken Verbandslehren „nichts über das Verhältnis zwischen der Art des Verbandes und der Art des Leidens" aussagen, vgl. Schubring, S 15 f. Nach seiner Meinung wurde diese Kenntnis vorausgesetzt. Dies dürfte zweifellos zutreffend sein.
[42] Siehe Lelièvre, S 157, Fig. 157, 2, und Rabl, S 201, Abb. 127.
[43] Vergleiche Corpus Hippocraticum, De articulis c. 63–67, wo nacheinander die offenen Verrenkungen der einzelnen Gelenke – zuletzt der Finger und Zehen – abgehandelt werden; IV 268 ff. L.; II 214 ff. Kw.
[44] Paulus von Ägina, De re medica, lib. VI c. 120; Ed. J. L. Heiberg, CMG IX 2, p 181 f.

derlich machte. Als Ursache galt schon bei den hippokratischen Ärzten die Neigung der Bänder zu (auch kalten) Entzündungen, die übermäßige Anspannung einer Sehne und die Läsion eines Nerven, auch die nicht unbegründete Angst, Sehne und Nerv würden nicht mehr heilen[45]. Zweifellos wurden hier Krankheiten in der Folge einer Verletzung mit Schädigungen bei Repositionsmanövern verwechselt, und *Cornarius,* der Humanistenarzt, der als einer der ersten *Hippokrates* ins Lateinische übertrug und noch in den nämlichen Vorstellungen befangen war, wußte sehr wohl, was er in seiner Übersetzung der Epidemienbücher schrieb, wenn auch seine Lesart der modernen Textkritik nicht gänzlich standhielt: *„Der Sohn des Harpalos von der Freigelassenen Telephane erlitt eine Verrenkung des Großzehs. Dieser entzündete sich und war sehr schmerzhaft, und sobald er reponiert war, ließ der Schmerz nach, und er ging zur Feldarbeit. Nach seiner Rückkehr plagte ihn Lendenschmerz, er nahm ein Bad, doch in der Nacht krampften sich die Kiefer zusammen und es trat ein Opisthotonus auf; der schaumige Speichel trat ein wenig durch die Zähne aus dem Mund. Am dritten Tage starb er"*[46]. Auch wenn die Verletzung nicht eigens erwähnt ist, muß es sich hier doch um eine komplizierte Luxation gehandelt haben, denn auch ohne den Text durch moderne Krankheitsinterpretation zu überfordern, dürfte Tetanus als Folgekrankheit außer Zweifel stehen.

Was im hippokratischen Zeitalter fehlgedeutete empirische Beobachtung war, erhielt in der weiteren Entwicklung wissenschaftlichen Rang und wurde schließlich noch durch die Anatomie als Grundlagenwissenschaft untermauert.

Deren Ansichten über Zusammensetzung und Struktur der Sehne lassen sich am klarsten aus *Galens* Muskellehre ersehen: *„Die Natur der Sehnen ist von einer gemischten Beschaffenheit, sie bestehen sowohl aus Bändern wie aus Nerven. Das wurde schon früher gesagt, doch eine nähere Erläuterung unterlassen; sie soll nun hinzugefügt werden. Die Sehne ist um soviel härter als ein Nerv wie sie weicher als ein Band ist. Auch in ihren somatischen Eigenschaften ist sie vorzüglich aus zweierlei hervorgegangen: Ein Band ist völlig unempfindlich, ein Nerv aber hochempfindlich. Die Sehne aber ist weder unempfindlich, da sie auch am Nerven teilhat, noch so empfindlich wie der Nerv, denn sie ist nicht Nerv allein. Um wieviel sie nun teilhat an der Natur eines Bandes, um genau soviel ist ihre Empfindung abgeschwächt. Sodann geht die Sehne aus dem Ende des Muskels hervor; in dessen Kopf aber sprießen sowohl der Nerv als auch die Bänder hinab und verteilen sich in dem gesamten Muskel. So ist es nur vernunftbegründet, daß die Sehne aus beiden hervorgegangen ist"*[47].

Entsprechend seinen theoretischen Lehren hielt *Galen* auch in der Praxis daran fest, Sehnenverletzungen würden Entzündungen und Krämpfe im Gefolge haben[48].

---

[45] Corpus Hippocraticum, De fracturis c. 47; III 558 f. L.; II 108 f. Kw. – In diesem Sinne auch, z. T. mit den entsprechenden theoretischen Spekulationen: Coac. prognos. 494 u. 498; V 696 f. L., oder Aphorism. Sect. V 2 u. 18; IV 532 u. 538 L.

[46] Hippocratis Coi ... opera, lat. Translatio durch Janus Cornarius, Basel 1558, De morbis popularibus, lib. VII 20, p 534 G; vgl. V 404 f. L.

[47] Galen, De motu musculorum, lib. I c. 1; IV 373 f. K. Vergleiche auch: Ruphos Ephesios, Περὶ ἀνατομῆς τῶν τοῦ ἀνθρώπου μορίων, in: Opera, Ed. Daremberg-Ruelle, Nachdr. Amsterdam 1963, p 184 f. Ähnlich auch: Pollux, Onomast. lib. II 234 f., Ed. Bekker, p 107 f.

[48] Vergleiche z. B. Galen, De methodo medendi, lib. IV c. 6 und lib. 6 c. 3; X 290 und 403 K., und speziell zur Schädigung bei Repositionen: Galen, Commentar III zu Hippocratis de medici officina liber, c. XXIX; XVIII A 867 f. K.

Damit hatte sich die medizinische Wissenschaft selbst eine Sperre errichtet, so hoch und unüberwindlich, daß Jahrhunderte vergehen mußten, bis sie endlich beiseite geräumt war. Die Lehre von der *„Nervositas tendinum"* hat die Entwicklung der Traumatologie ebenso behindert wie die der Gelenkoperationen; und der Gedanke, Sehnen zu inzidieren oder gar zu verpflanzen, mußte geradezu sträflich erscheinen. Aber auch ein so *„kleiner Eingriff"* wie eine Hallux-valgus-Operation lag unter diesen Umständen außerhalb des Erlaubten.

Erst als *Albrecht von Haller* nach zahlreichen Tierversuchen anhand der Achillessehne 1752 in einem Vortrag vor der Göttinger Gesellschaft der Wissenschaften nachwies, daß *„in der Sehne weder Empfindung noch Bewegung ist"*, war der Bann gebrochen. Und er selbst zog daraus den befreienden Schluß: *„Wir wollen also unsere Furcht vor den Wunden der Sehnen ablegen, sie mögen gestochen, gebrannt, gehauen oder geschnitten sein"* [49].

Ausblick

Die Sperre war beseitigt, die Widerstände noch lange nicht; denn neue Wahrheiten brauchen vor allem Zeit, bevor sie innerhalb einer Wissenschaft Allgemeingut werden [50]. Dann aber warteten zunächst dringlichere Deformitäten, die man aufgrund der neuen Erkenntnisse einer operativen Korrektur zugänglich zu machen versuchte.

So kommt es, daß mit dem *„Chirurgien pédicure"* Rousselot die Chiropodie in der Mitte des 18. Jh. den Hallux valgus zum ersten Mal beschrieb und abermals ein Chiropodist, sein Schüler und Nachfolger *Laforest,* die Deformität erstmals abbildete [51]. Wenig später nahmen sich auch die Ärzte ihrer an und führten sie schon damals auf ungeeignetes Schuhwerk zurück [52]. Die operative Behandlung freilich ist noch sehr jung; so jung, daß den historischen Bemerkungen von *Bade* in der Einleitung zu seiner gleichnamigen Monographie nichts hinzuzufügen bleibt.

---

[49] Haller A v (1922) Von den empfindlichen und reizbaren Teilen des menschlichen Körpers. In: Sudhoffs Klassiker der Medizin, Bd 27, Leipzig, S 17–19.
[50] Vergleiche zu dieser Entwicklung Valentin B (1961) Geschichte der Orthopädie, Stuttgart, S 103.
[51] Vergleiche Valentin B a. O. S 187 ff., und ders. (1966), Geschichte der Fußpflege, Stuttgart, S 40 ff.
[52] Petrus Camper (1784) Abhandlung von der besten Form der Schuhe, Dtsch. Übersetzung sämtlicher kleinerer Schriften, Bd 1, Leipzig, S 175 § 1, und v. a. S 177 § 3 mit Fig. 8 E.

Der Hallux valgus

G. Imhäuser

Einleitung

Als ich junger Assistent war, hatte man ganz klare Vorstellungen von der Entstehung und der Behandlung des Hallux valgus. Damals glaubte man, daß der verformende Schuhdruck der entscheidende Verursacher der Schiefzehe sei und daß bei jüngeren Patienten die Hohmann-Operation und bei älteren Patienten die Brandes-Operation durchzuführen wäre.

Inzwischen sind nahezu 5 Jahrzehnte vergangen. Die Sicherheit hinsichtlich der Ätiologie, der Pathogenese und der operativen Behandlung ist geschwunden. Wir haben gelernt, daß es eine sehr große Zahl von ätiologischen Faktoren gibt, die den Hallux valgus begründen. Weiterhin kennen wir die umfangreichen anatomischen Veränderungen, die teilweise im Röntgenbild sichtbar sind, und die dynamischen Störungen im Zusammenhang mit dieser Deformität.

Trotz der multifaktoriellen Ätiologie und der unterschiedlich ausgeprägten anatomischen und dynamischen Veränderungen bietet der Hallux valgus ein relativ typisches Bild.

Wir verfügen heute über 150 verschiedene Operationsmethoden, um den Hallux valgus zu beseitigen. Alle Verfahren haben eine zwischen 10 und 50% liegende Versagerquote. Viladot, ein guter Kenner der Fußerkrankungen, schreibt 1982 etwas sarkastisch: „Müßte man eine Entscheidung fällen, für welche Krankheit des gesamten Bewegungsapparates am häufigsten unnütze, ja sogar schädliche Operationen vorgeschlagen sind, dann wäre es zweifellos der Hallux valgus." [1]

Dennoch sind die verschiedenen Operationsmethoden oder deren Kombinationen aus den Befunden begründbar. Es kann keine Rede davon sein, daß wir die beste Operationsmethode für *den* Hallux valgus finden. Die kann es bei der Unterschiedlichkeit in den anatomisch-funktionellen Gegebenheiten nicht geben. Auch kann eine Perfektionierung in der operativen Technik die Ergebnisse nicht entscheidend verbessern. Es kommt vielmehr darauf an, daß *für jeden Einzelfall* die optimale Behandlung ermittelt wird. Voraussetzung für die Entscheidung hinsichtlich der Methode ist jedoch, daß klar herausgearbeitet wird, welche Teile der Deformität prinzipiellen Charakter haben und als weitgehend primär angesehen werden können und welche Teile weniger wichtige, sekundäre Komponenten sind, die operativ-technisch vernachlässigt werden können.

Die Analyse muß nicht nur der Situation am Vorfuß, sondern auch der am ganzen Fuß gerecht werden. Das Lebensalter, die beruflichen Anforderungen und vieles andere spielen darüber hinaus eine wichtige Rolle. Auch Voroperationen an den Zehen sind von Bedeutung. Wir dürfen in diesem Zusammenhang nicht vergessen, daß es auch Kontraindikationen hinsichtlich operativer Behandlung

[1] Dieses Zitat stammt aus der Arbeit: Viladot A (1982) Überlegungen bezüglich der operativen Behandlung des Hallux valgus und der Hammerzehen. Orthopäde 11:169.

Hallux Valgus, Hrsg. Blauth
© Springer-Verlag: Berlin Heidelberg 1986

gibt und daß eine Versorgung mit einem orthopädischen Schuh als gefahrlose und sichere Behandlung – insbesondere beim Altersfuß – angesehen werden kann.

Wenn wir im Rahmen der heutigen Sitzung die für die Indikation wichtigen Klärungen fänden, wären wir der Lösung des Problems entscheidend nähergekommen.

So interessant Erfahrungen mit einzelnen Methoden und Vergleiche mit anderen Verfahren sind, so muß doch darauf verwiesen werden, daß wir bereits die Ergebnisse nach Tausenden von Hallux-valgus-Operationen kennen. Es wäre erfreulich, wenn die Ergebnisberichte nicht nur vermehrt würden, sondern auf die besprochenen Details eingegangen würde. Wir lernen ja besonders aus den Fehlresultaten; ihre Auswertung könnte daher besonders fruchtbar sein.

Das Ziel unserer operativen Behandlung erschöpft sich nicht darin, daß wir ein kosmetisch gutes Resultat erreichen, das man im Röntgenbild und in der Fotografie zeigen kann. Wichtiger ist die Erzielung eines ausdauernden Standes, einer kraftvollen Abrollung, einer guten Gehleistung, einer befriedigenden Leistungsfähigkeit des Fußes bei der Möglichkeit der problemfreien Schuhversorgung. Das ist leider schlecht dokumentierbar.

Wir müssen unserem Vorsitzenden dankbar sein, daß er den therapeutisch diffizilen Hallux valgus auf die Tagesordnung dieses Kongresses gesetzt hat. Jeden Orthopäden, gleichgültig ob Kliniker oder Praktiker, geht diese Frage an. Ich hoffe, daß diese Sitzung an die Stelle unsicherer, d. h. wenig verläßlicher Empirie wissenschaftlich fundierte Zuordnungen bestimmter Behandlungsrichtlinien zu pathologischen Vorfußsituationen setzt.

Zur funktionellen und topographischen Anatomie des Vorfußes

W. Platzer

Der aus den Ossa metatarsalia und den Phalangen gebildete Vorfuß bildet an sich keine funktionelle Einheit, sondern diese wäre in der Gliederung der 3 strahligen medialen Reihe und der 2 strahligen lateralen Reihe von Vor-, Mittel- und Rückfuß zu sehen.

Die Fußwurzelknochen bilden gemeinsam mit den Mittelfußknochen die Längs- und die Querwölbung. Diese durch Form und Stellung der Knochen bedingten Wölbungen, die durch den Band- und Muskelapparat gehalten werden (Platzer 1981), sind zweifelsohne für die Ausbildung des Vorfußskelettes wichtig. Dabei ist die Entwicklung der Stellung der dem Tarsus zugewendeten Gelenkflächen der Metatarsalknochen von Bedeutung, wobei beim Erwachsenen nach Lanz (Lanz u. Wachsmuth 1972) 1. und 2. Metatarsalknochen eine andere Einstellung zeigen als die 3 lateralen Metatarsalia. Die langen Durchmesser dieser Gelenkflächen sind beim Erwachsenen bei den Metatarsalia III–V supinatorisch geneigt, während der lange Durchmesser beim Metatarsale I pronotorisch geneigt ist und beim Metatarsale II eine Einstellung in vertikaler Richtung zeigt.

Eine Besonderheit stellt auch die Entwicklung der Articulatio tarsometatarsea prima dar. Ist der Gelenkspalt beim Neugeborenen von medial schräg nach lateral vorn gerichtet, so erreicht er erst beim Erwachsenen eine quere Lage (Lanz 1972).

Wenn wir heute die Anatomie des Vorfußes hinsichtlich des Hallux valgus betrachten wollen, so scheinen diese Fakten nicht unwesentlich zu sein. Einerseits bildet das Caput des Os metatarsale I einen der Auflagepunkte für die Längswölbung (Abb. 1), andererseits hängt die Einstellung der Phalangen eng mit der Stellung des Os metatarsale I und damit mit der Stellung und Form des Tarsometatarsalgelenks zusammen.

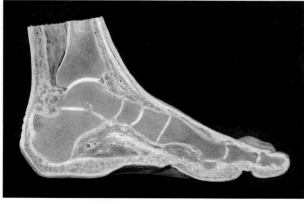

Abb. 1. Längsschnitt durch den linken Fuß. Darstellung der Längswölbung und des Auflagepunktes am Tuber calcanei sowie des Auflagepunktes am Caput des Os metatarsale I mit den Sesambeinen

Hallux Valgus, Hrsg. Blauth
© Springer-Verlag: Berlin Heidelberg 1986

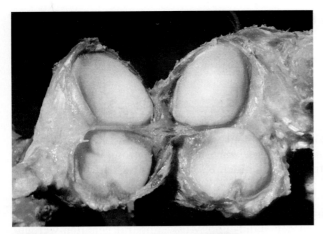

Abb. 2. Zweigeteilte Gelenkflächen. Tarsometatarsalgelenk I eines linken Fußes aufgeklappt. *Linke Bildhälfte:* proximale Gelenkflächen des Os metatarsale I. *Rechte Bildhälfte:* distale Gelenkfläche des Os cuneiforme mediale

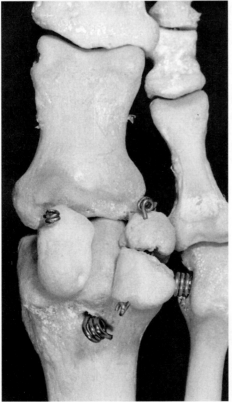

Abb. 3. Verdoppelung des lateralen Sesambeines eines linken Fußes in der Ansicht von basal

Das aus Basis, Corpus und Caput bestehende Os metatarsale I hat beim Erwachsenen eine durchschnittliche Länge von 65–75 mm. An der Basis ist die Gelenkfläche im Regelfall nierenförmig, selten jedoch auch zweigeteilt (Abb. 2). Der Kopf ist plantarwärts durch eine Leiste in 2 Flächen geteilt, an denen die Sesambeine artikulieren. Das mediale Sesambein ist im Regelfall länger und schwankt zwischen 12 und 15 mm größter Länge, das laterale ist kürzer bei einer durch-

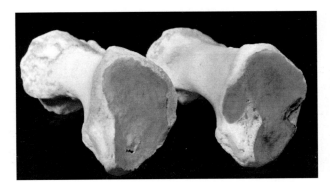

Abb. 4. Proximale Gelenk-flächen am linken Os me-tatarsale I. *Linke Bildhälf-te:* proximale Gelenkflä-che (68%). *Rechte Bild-hälfte:* proximale Gelenk-fläche und laterale Ge-lenkfläche (32%)

schnittlichen Länge von 10–12 mm (Faure 1981). Eine Verdoppelung des latera-len Sesambeines kann, wenn auch selten, vorkommen (Abb. 3).

Hinsichtlich der Einstellung der Längsachse des Os metatarsale I zur Längs-achse des Os metatarsale II muß daran erinnert werden, daß der Gelenkspalt des 1. Tarsometatarsalgelenkes von einer schrägen Lage beim Neugeborenen zur que-ren Lage beim Erwachsenen gelangt. Damit ändert sich aber auch die Einstellung der Längsachsen, die beim gesunden Vorfuß des Erwachsenen nach Faure (1981) miteinander einen Winkel von $7 \pm 1,5°$ einschließen sollten, eine Größe, die beim Hallux valgus in vielen Fällen deutlich überschritten, vereinzelt unterschritten wird.

Unsere Untersuchungen zeigten in diesem Zusammenhang ein interessantes Detail (Töndury 1968; Platzer 1984). 451 nicht ausgewählte 1. Mittelfußknochen, und zwar 230 linke und 221 rechte, standen zur Verfügung. Von diesen zeigten an der lateralen Fläche der Basis 61 rechte und 75 linke Mittelfußknochen, also rund 32%, eine zusätzliche Gelenkfläche (Abb. 4). Diese Gelenkfläche steht, wie wir an 18 Hallux-valgus-Präparaten untersuchen konnten, mit dem Corpus des Os metatarsale II bei 13 Präparaten gelenkig in Verbindung. Damit war mit einer Ausnahme auch die Lage der Längsachsen der beiden Metatarsalia zueinander ei-ne andere. Leider können wir derzeit über die Entwicklung dieser Gelenkflächen keine genauen Angaben machen, da sich hier aus Präparategründen die Untersu-chungen etwas schwierig gestalten.

Berücksichtigt man, daß die Abweichung der Längsachse der proximalen Pha-lanx von der Längsachse des Metatarsale I beim gesunden Fuß nach Faure (1981) maximal einen Winkel von 8° zeigen darf, so wird verständlich, daß dieser Winkel bei geänderter Lage des Metatarsale I ansteigen muß und damit ein Hallux valgus gegeben ist.

Ältere Wiener Untersuchungen von Kalmus (1931) an 1333 Mädchen zeigten, wie häufig ein Hallux valgus zumindest im Stadium I vorkommt. Bei diesen Un-tersuchungen fand sich bei 531 Mädchen im Alter von 10–12 Jahren in 26%, bei 578 Mädchen im Alter von 13–16 Jahren in 34% und bei 218 Mädchen im Alter von 17–19 Jahren in 53% der Fälle eine Hallux-valgus-Bildung.

Verschiedene Forscher haben auch die Zehenlänge untersucht, wobei Boebel u. Wolff (1960) eine meiner Meinung nach interessante Beobachtung machten. Sie gaben damals als Grenzwert der Abweichung der Längsachse des Phalanx proximalis von der des Metatarsale I 15° als klinisch relevant an und fanden unter

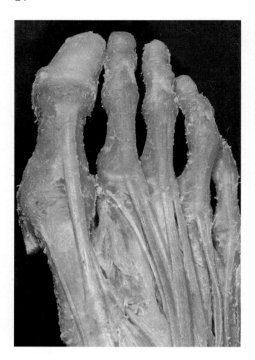

Abb. 5. Ansicht der Sehne des M. extensor hallucis longus eines rechten Fußes. Verlagerung der Sehne nach lateral

200 Präparaten bei 75,5% der Fälle eine Hallux-valgus-Bildung. Bei der Untersuchung der Länge der Zehenstrahlen ergab sich, daß bei 65% der Fälle der 1. Zehenstrahl länger als der 2. war. Alle Fälle mit längerem 1. Zehenstrahl hatten einen größeren Hallux-valgus-Winkel als die übrigen.

Bei diesen Befunden erhebt sich nun die Frage hinsichtlich der Lage der Muskeln. Die 3 langen Fußmuskeln wurden hier näher untersucht, da in der Literatur immer wieder diese Sehnenverlagerungen beschrieben werden. Untersucht wurden 1. der M. extensor hallucis longus, 2. der M. flexor hallucis longus und 3. der M. abductor hallucis.

1) Der M. extensor hallucis longus gelangt über das Os metatarsale I zur Dorsalaponeurose und inseriert, wie wir ja wissen, an der Endphalanx der großen Zehe. Eine seitliche Fixierung ist im Phalangenbereich nur geringfügig. Unter 18 Präparaten mit ausgeprägtem Hallux valgus (Stadium II und III) fanden wir 3 mal eine geringfügige und 8 mal eine eindeutige Verlagerung nach lateral (Abb. 5).

2) Der M. flexor hallucis longus setzt an der Basis der Endphalanx der 1. Zehe an, wobei er in einer straffen Vagina fibrosa entlang der Phalangen geführt wird. Diese erreicht er durch eine von den beiden Sesambeinen gebildete Rinne. Durch die geänderte Einstellung des Os metatarsale I und die Phalanx proximalis der 1. Zehe kommt es zu einer scheinbaren Verlagerung der Sesambeine und damit auch zu einer geänderten Lage der Sehne des M. flexor hallucis longus in bezug auf den Mittelfußknochen der 1. Zehe. Bei 18 Hallux-valgus-Präparaten war die Sehne im Bereich des Caput des Metatarsale I nach lateral verschoben (Abb. 6).

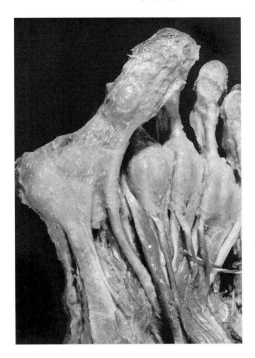

Abb. 6. Ansicht der Sehne des M. flexor hallucis longus und des Ansatzes des M. abductor hallucis eines linken Fußes bei Hallux valgus

3) Der M. abductor hallucis setzt sowohl am medialen Sesambein, als auch an der Basis der Grundphalanx an. Die Bezeichnung „Abduktor" beruht auf der Tatsache, daß die Längsachse des Fußes durch das Os metatarsale II verläuft und Bewegungen zu dieser Längsachse als Adduktionen, Bewegungen von dieser Längsachse als Abduktionen zu bezeichnen sind. Bei 10 Hallux-valgus-Präparaten war eine deutliche Verschiebung plantarwärts zu beobachten (Abb. 6).

Naturgemäß sind auch die an den Sesambeinen bzw. der Grundphalanx der großen Zehe ansetzenden kurzen Fußmuskeln, wie der M. extensor hallucis brevis, der M. flexor hallucis brevis und der M. adductor hallucis, bei Hallux valgus durch die Veränderungen der Stellung der Knochen in ihrer Funktion betroffen.

Sowohl der M. flexor hallucis brevis wie der M. adductor hallucis beugen die große Zehe plantarwärts, wobei letzterer durch seinen ausschließlichen Ansatz am lateralen Sesambein für die Flexion der schwächere Muskel ist. Verständlich, daß durch diese Wirkung der kurzen Fußmuskeln die große Zehe bei Hallux valgus unter die übrigen Zehen, also plantarwärts, gezogen wird.

Hinsichtlich der aufgezählten Muskeln ist also festzuhalten, daß lediglich die Sehne des M. extensor hallucis longus über eine größere Strecke eine Abweichung vom typischen Verlauf zeigt, während die Sehnen der anderen Muskeln bzw. deren Ansätze nur in einem sehr kleinen Abschnitt eine Lage aufweisen, die von der normalen Lage abweicht.

Zusammenfassend möchte ich feststellen, daß für die Anatomie des Hallux valgus folgende Punkte von Interesse sein sollen:

1) Das Os metatarsale I ändert seine Längsachseneinstellung während der Entwicklung, um einen typischen Wert von $7 \pm 1,5°$ zu erreichen.

2) Zusätzliche Gelenkflächen an der lateralen Seite der Basis des Os metatarsale I sind in rund ein Drittel der Fälle zu beobachten.

3) Lageveränderungen der Sehnen der langen Muskeln treten gehäuft auf, wobei insbesondere der M. extensor hallucis longus diese zeigt.

4) Zugwirkungen der plantaren kurzen Fußmuskeln des Hallux an den Sesambeinen fixieren diese in ihrer Lage beim Abweichen der Längsachse des Os metatarsale I. Dadurch kommt es zu der scheinbaren Verlagerung der Sesambeine bei Hallux valgus, die in Wirklichkeit in ihrer typischen Lage verbleiben, während sich die Einstellung des Os metatarsale I ändert.

Literatur

Boebel RA, Wolff K (1960) Über die Beziehung zwischen Großzehenlänge und Hallux valgus. Z Orthop 93:254–259

Faure A (1981) The skeleton of the anterior foot. Anat Clin 3:49–65

Kalmus R (1931) Beitrag zur Frage der Entstehungsursache des Hallux valgus. Arch Orthop 30:85–96

Lang J, Wachsmuth W (1972) Bein und Statik. In: Lanz T von, Wachsmuth W (Hrsg) Praktische Anatomie, Bd 1/4, 2. Aufl. Springer, Berlin Heidelberg New York

Platzer W (1984) Funktionelle Anatomie des Fußskelettes. In: Murri A (Hrsg) Der Fuß, Bd 3. Med. Lit. Verlagsges., Lieken, S 13–18

Platzer W (1984) Bewegungsapparat. In: Kahle W, Leonhardt H, Platzer W (Hrsg) Taschenatlas der Anatomie, Bd 1, 4. Aufl. Thieme, Stuttgart New York

Töndury G (1968) Bewegungsapparat. In: Rauber-Kopsch (Hrsg), Lehrbuch und Atlas der Anatomie des Menschen, Bd 1, 20. Aufl., Thieme, Stuttgart

Biomechanik des Vorfußes unter besonderer Berücksichtigung des Hallux valgus [*]

B. Tillmann, P. Tichy und A. Schleicher

Belastung des Vorfußes

Die Belastung des Fußes erfolgt nach Kummer (1967) über das obere Sprunggelenk durch eine Resultierende Rt, die sich aus den Vektoren des Körpergewichtes
G und der Muskelkraft der Flexoren Mt zusammensetzt. Die Skelettelemente des
Vorfußes werden durch die Resultierende Ra belastet; Ra ist die Vektorsumme
aus der Auflagekraft Ga im Bereich der Metatarsalköpfchen und der plantaren
Zugverspannungen P. An der Zugverspannung beteiligen sich alle an der Planta
pedis ziehenden Muskeln, Sehnen und Bänder; die Wirkung der einzelnen Strukturen auf die Erhaltung der Fußwölbungen hängt von ihrer Lage und von ihrem
Verlauf ab (Kummer 1967; Tillmann 1977).

Die Belastung der Längswölbung des Fußes kann mit der eines parabolischen
Bogens verglichen werden. Die Spreizkraft (H) des Bogens hängt von seiner
Belastung (q) und Höhe (f) sowie von der Länge der Bogensehne (l) ab: $H = \dfrac{q \cdot l^2}{8 \cdot f}$
(vgl. Hirschfeld 1965). Überträgt man diese Gesetzmäßigkeit auf den Fuß, so
nimmt bei Abflachung der Fußwölbung die Spreizkraft zu; dies macht eine
Verstärkung der Verspannungssysteme erforderlich und führt damit zu einer
erhöhten Beanspruchung der Skelettelemente. Aus der Formel ist ferner abzulei-
ten, daß die Strukturen am besten zur Verspannung der Wölbung beitragen, die
am weitesten plantar liegen. Die plantaren Muskeln und Bänder wirken im Hinblick auf die Beanspruchung der Mittelfußknochen als Zuggurtung im Pauwels-
schen Sinne (vgl. Pauwels 1948). Nach Kummer (1967) und Preuschoft (1969) ist
das Biegemoment der Metatarsalia dann gering, wenn die Zugverspannung nahe
an den Auflagestellen des Fußes ansetzt. Erfolgt die Zugverspannung durch die
Plantaraponeurose, verläuft die Resultierende nahezu in der Knochenachse der
Metatarsalia; das Biegemoment ist entsprechend klein. Wirkt als Zugverspannung das Lig. plantare longum, liegt die Resultierende exzentrisch. Die daraus
resultierende Biegung führt zu einer erhöhten Beanspruchung der Mittelfußknochen (Kummer 1967).

Die Belastung der Ossa metatarsalia erfolgt in verschiedenen Ebenen. Die in
longitudinaler Richtung der Planta pedis ziehenden Bänder und Muskeln beteiligen sich an der Beanspruchung der Mittelfußknochen in der Sagittalebene. In
plantarer-horizontaler Ebene werden die Mittelfußknochen u. a. durch die
Mm. interossei sowie durch die Mm. abductor hallucis et abductor digiti minimi
belastet. An der Beanspruchung der Mittelfußknochen beteiligen sich auch alle
in der Transversalen ziehenden Strukturen, die zur Verspannung der Querwölbung dienen. Von den unter der Planta pedis verlaufenden Muskeln und Sehnen

[*] Unterstützt durch die Deutsche Forschungsgemeinschaft ([1]Ti 121/2, [2]Zi 192/1 und Zi 192/3).

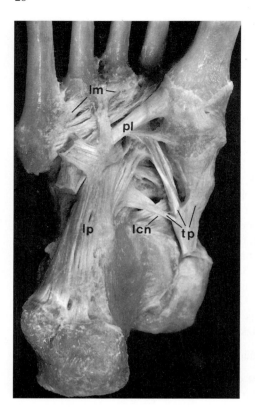

Abb. 1. Bänder und Sehnen eines rechten Fußes in der Ansicht von plantar. Das Lig. plantare longum (*lp*) zieht vom Tuber calcanei zu den Basen der Metatarsalia und überbrückt in Form eines Retinakulums die Sehne des M. peronaeus longus (*pl*). *lm* Ligg. metatarsea plantaria, *lcn* Lig. calcaneonaviculare plantare

hat der M. peronaeus longus das größte Moment auf die Verspannung der Querwölbung (Abb. 1). Die wirksame Endstrecke seiner Sehne, die vom Os cuboideum zum 1. Strahl zieht, läßt sich in eine große Quer- und eine kleine Längskomponente zerlegen (vgl. Tillmann 1977). Als Zugverspannung in der Transversalen dienen auch Bänder, z. B. die Ligg. tarsometatarsea und die Ligg. metatarsea (Ligg. basium ossium metatarsalium) (Abb. 1). Die ligamentäre Verbindung fehlt zwischen der Basis der Metatarsalia I und II. Im Bereich der Mittelfußköpfchen kommen als Bandverbindungen die Ligg. metatarsea transversa (profunda) vor, deren Verlauf und Wirkung auf die Querverspannung des Vorfußes im Schrifttum unterschiedlich beurteilt wird (Kelikian 1965; Bojsen-Møller u. Flagstadt 1976; Bojsen-Møller 1982). Die Bänder sind an den sagittalen Septen der Sehnenscheiden befestigt. Am Metatarsale I zieht das Querband über das Kapselbindegewebe zum lateralen Sesambein (Abb. 2).

Strukturelle Veränderungen der Skelettelemente und Gelenke beim Hallux valgus, Lageveränderungen des Skeletts sowie der Muskeln und Sehnen am 1. Strahl

Materialverteilung des Knochengewebes, Ausrichtung der Substantia spongiosa und Spaltlinienmuster im Gelenkknorpel erlauben Rückschlüsse auf die Bean-

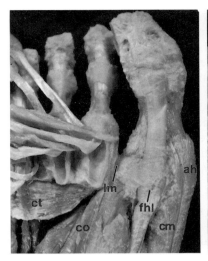
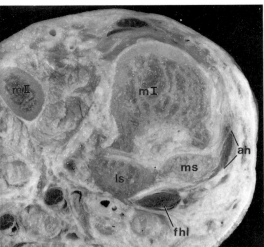

Abb. 2. *Links:* Muskeln eines rechten Fußes in der Ansicht von plantar. *ah* M. abductor hallucis, *cm* Caput mediale des M. flexor hallucis brevis, *fhl* Sehne des M. flexor hallucis longus. Die langen und kurzen Flexorensehnen wurden abpräpariert und nach vorn verlagert, so daß der M. adductor hallucis mit seinem Caput obliquum (*co*) und Caput transversum (*ct*) sichtbar wird. Das Lig. metatarseum transversum (profundum) I (*lm*) zieht zwischen der Beugersehne des 2. Strahles und dem Kapselbindegewebe des Großzehengrundgelenks. *Rechts:* Ausschnitt eines Querschnitts durch einen rechten Fuß im Bereich des 1. Metatarsaleköpfchens (*mI*); *mII* Os metatarsale II. Das laterale (*ls*) und mediale (*ms*) Sesambein werden vom Kapselbindegewebe wie von einem Gurt umhüllt. Die Kapsel wird medial von der Sehne des M. abductor hallucis (*ah*) verstärkt. Zwischen den Sesambeinen zieht die Sehne des M. flexor hallucis longus (*fhl*)

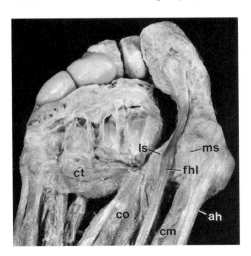

Abb. 3. Rechter Fuß mit Hallux valgus in der Ansicht von plantar. Aufgrund der Varusstellung und Supination des Metatarsale I liegt die Sehne des M. abductor hallucis (*ah*) plantar. Die zum 1. Strahl ziehenden Sehnen haben ihre ursprüngliche Lage beibehalten; in bezug auf das abduzierte Metatarsale I erscheinen sie nach lateral verlagert. *fhl* Sehne des M. flexor hallucis longus, *cm* Caput mediale des Flexor hallucis brevis, *co* Caput obliquum, *ct* Caput transversum des M. adductor hallucis. Das mediale Sesambein (*ms*) ist nach fibular, das laterale Sesambein (*ls*) nach fibular-dorsal „verlagert" (vgl. Abb. 4)

spruchung der Skelettelemente und der Gelenke (vgl. Tillmann 1984). Im folgenden werden an Beispielen Befunde von Füßen ohne sichtbare Deformitäten denen beim Hallux valgus gegenübergestellt. Die Stellungsänderungen der Skelettelemente beim Hallux valgus (Varusstellung und Supination des Metatarsale I, Subluxation des Mittelfußköpfchens, Valgusdeformität des Hallux) gehen mit Lageabweichungen der Muskeln und Sehnen einher. Durch die Varusstellung und die Supination des Metatarsale I wird der M. abductor hallucis vom medialen Fußrand nach plantar verlagert (Abb. 3). Während das Metatarsale I eine Abduktion nach medial erfährt, behalten die an ihm inserierenden Sehnen ihre ursprüngliche Lage bei (vgl. Faure 1981). Dies führt jedoch in bezug auf den varisierten 1. Mittelfußknochen zu einer relativen Verschiebung der Ansatzsehnen der Mm. flexores hallucis longus et brevis sowie des M. adductor hallucis nach fibular (Abb. 3). Aufgrund seiner plantaren Lage wird der M. abductor hallucis zum kräftigen Flexor. Die Verlagerung der Flexoren nach lateral führt zu einer Verstärkung der Valgusdeformität des Hallux. Insgesamt kommt es zu einer muskulären Imbalance, bei der die adduktorischen Kräfte überwiegen (Iida u. Basmajian 1974).

Belastungsänderung an den Sesambeinen und ihrer Gleitlager

Die Varisierung und Supination des Metatarsale I geht auch mit einer Dislokation der Sesambeine am Metatarsophalangealgelenk einher. Normalerweise artikulieren die in das Bindegewebe des Kapsel-Band-Apparates und der Sehnen eingebetteten Sesambeine mit einer medialen und lateralen Gelenkfacette am Metatarsaleköpfchen. Am medialen Sesambein inserieren der M. abductor hallucis und das Caput mediale des Flexor hallucis brevis; am lateralen Sesambein setzen das Caput laterale des M. flexor hallucis brevis und der M. adductor hallucis mit seinen beiden Köpfen an. Zwischen beiden Sesambeinen verläuft die Sehne des M. flexor hallucis longus (Abb. 2).

Beim ausgeprägten Hallux valgus kommt das mediale Sesambein mit der fibularen Facette des Metatarsale I in Kontakt. Das laterale Sesambein ist nach fibular-dorsal „luxiert" und liegt dem seitlichen Köpfchenbereich an, der normalerweise nicht als Gelenkfläche dient. Der Kapsel-Band-Apparat ist medial stark gedehnt und verdickt. Die Kapsel zieht um den plantaren-medialen Rand des Köpfchens wie um ein Hypomochlion (Abb. 4). In diesem Bereich besteht die Kapsel im gelenknahen Abschnitt aus faserknorpelähnlichem Gewebe. Die Differenzierung von Knorpelzellen in der Gelenkkapsel ist nach der Theorie der kausalen Histogenese von Pauwels (1960) auf Druck- und Schubbeanspruchung des Bindegewebes am Widerlager zurückzuführen.

Die Varisierung des Metatarsale I bedingt eine „Luxation" der Sesambeine nach lateral; dadurch kommt es zu einer Fehlbelastung, die zur Bildung von degenerativen Veränderungen an den Gelenkflächen der Ossa sesamoidea und ihrer Gleitlager führt. Am Metatarsaleköpfchen ist der Knorpel im Bereich der lateralen Gelenkgrube, die mit dem „luxierten" medialen Sesambein artikuliert, oft zerstört, während die mediale Gelenkfacette noch von Knorpel bedeckt ist. Starke degenerative Veränderungen kann man auch am fibularen Rand des Köpfchens sehen, wo durch das „luxierte" laterale Sesambein eine neue Gelenkfläche entstanden ist (Abb. 4).

Die mit der Varisierung des Metatarsale I einhergehende Belastungsänderung führt zu einer Umorientierung der Substantia spongiosa im 1. Mittelfußköpfchen. In Röntgenbildern von Querschnitten normaler Füße erkennt man kräftige, in die subchondrale Kortikalis der Gelenkgruben einstrahlende Spongiosadrucktrabekel, die senkrecht von Spongiosazugbündeln gekreuzt werden (Abb. 5e, f). Auf entsprechenden Röntgenbildern beim Hallux valgus fällt zunächst auf, daß

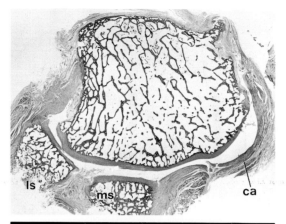

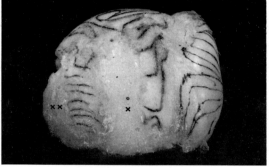

Abb. 4. *Oben:* Histologischer Querschnitt (Lupenaufnahme) durch das 1. rechte Mittelfußköpfchen von einem Fuß mit ausgeprägtem Hallux valgus; Azanfärbung, Schnittdicke 10 μm. Das mediale Sesambein (*ms*) artikuliert mit der fibularen Gelenkgrube des Metatarsaleköpfchens. Das laterale Sesambein (*ls*) liegt dem seitlichen Bereich des Metatarsale an, der normalerweise nicht als Gelenkfläche dient. Die Gelenkkapsel (*ca*) ist stark gedehnt und verdickt. *Unten:* Rechtes 1. Mittelfußköpfchen von einem Fuß mit Hallux valgus in der Ansicht von plantar-distal. In den von Knorpel bedeckten Zonen wurden Spaltlinien erzeugt. Über der fibularen Gelenkfacette (*x*) und über der Gelenkfläche am seitlichen Rand des Metatarsale (*xx*) liegt der subchondrale Knochen infolge degenerativer Zerstörung des Knorpels frei. Vergleiche dazu die Lage der Sesambeine im Bild oben

die Kontur des Mittelfußköpfchens v. a. im plantaren Bereich von der normalen Form abweicht. Es fehlen die Gelenkgruben für die Sesambeine, und der normalerweise zwischen ihnen liegende knöcherne First ist stark abgeflacht. Mit der Übertragung von Gelenkdruck in Zusammenhang stehende Spongiosadruckbündel erkennt man nur im lateralen Köpfchenbereich, dem das fibulare Sesambein anliegt. Auffallend kräftig ist die Kortikalis am medialen-plantaren Rand; dieser Bereich dient der Gelenkkapsel als Widerlager. Für eine Übertragung von Druckkräften in dieser Zone sprechen die senkrecht in die Kortikalis einstrahlenden Spongiosatrabekel und die Differenzierung von Knorpelzellen in der Kapsel (s. vorn).

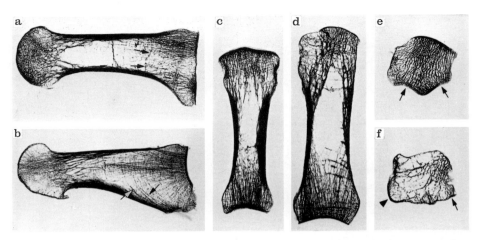

Abb. 5 a–f. Röntgenbilder von 2 mm dicken, planparallelen Schnitten durch den rechten 1. Mittelfußknochen normaler Füße und von Füßen mit Hallux valgus. **a, b** Sagittalschnitte. Beim normalen Fuß (**a**) ziehen Spongiosadrucktrabekel senkrecht in die Gelenkfläche der Basis; sie werden rechtwinklig von quer zur Schaftachse laufenden Zugtrabekeln (*Pfeile*) gekreuzt. Beim Hallux valgus (**b**) verlaufen die Zugtrabekel (*Pfeile*) bogenförmig. **c, d** Schnitte in der Plantarebene. Beim normalen Fuß (**c**) entspringen aus der gesamten subchondralen Kortikalis des Köpfchens Spongiosadrucktrabekel, die V-förmig in die Kortikalis des Schaftes einstrahlen. Beim Hallux valgus (**d**) kommen Drucktrabekel innerhalb der subchondralen Spongiosa nur im lateralen Gelenkflächenabschnitt vor. **e, f** Querschnitte im Bereich des Köpfchens. Beim normalen Fuß (**e**) ziehen Spongiosadrucktrabekel gleichmäßig in die subchondrale Kortikalis der medialen und lateralen Gelenkfacette (*Pfeile*). Beim Hallux valgus (**f**) ist die Kontur des Köpfchens gegenüber dem normalen Fuß geändert. Spongiosadrucktrabekel sind plantar nur an der Kontaktstelle mit dem lateralen Sesambein zu erkennen (*Pfeil*). Am medialen Rand des Köpfchens ist die Kortikalis verdickt (*Pfeilkopf*)

Belastung des Metatarsophalangealgelenks I

Die Valgusdeformität des Hallux führt zu einer Belastungsänderung im Grundgelenk der Großzehe. Es kommt zu einer erhöhten Beanspruchung der lateralen Gelenkanteile bei gleichzeitiger Verminderung des Gelenkdrucks auf der medialen Seite. Röntgenbilder von in der Plantarebene geführten Schnitten durch das Metatarsale I machen dies deutlich. Beim normalen Fuß entspringen Spongiosadrucktrabekel aus der gesamten Breite der subchondralen Kompakta und strahlen V-förmig in die Kortikalis der Diaphyse. Beim Hallux valgus sind diese Drucktrabekel nur über der fibularen Gelenkfacette zu sehen (Abb. 5c, d). Ein deutlicher Unterschied besteht auch in der Materialverteilung des gelenknahen Knochengewebes, die mit der Äquidensitenmethode (Schleicher et al. 1980) gemessen wurde. Beim normalen Fuß ist die Materialverteilung im subchondralen Knochen nahezu gleichmäßig; beim Hallux valgus liegt lateral mehr Material als im medialen Abschnitt des Gelenks (Abb. 6).

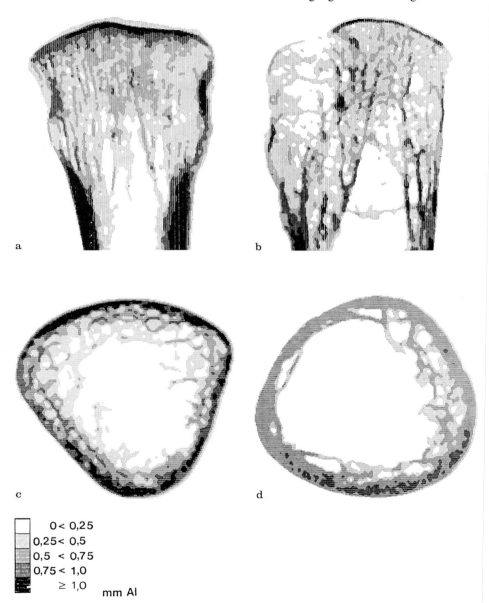

a
b
c
d

☐	0 < 0,25
▨	0,25 < 0,5
▨	0,5 < 0,75
▨	0,75 < 1,0
■	≥ 1,0

mm Al

Abb. 6 a–d. Äquidensitenbilder von Röntgenaufnahmen 2 mm dicker, planparalleler Knochenschnitte durch den rechten 1. Mittelfußknochen. **a, b** Schnitte in der Plantarebene im Bereich des Köpfchens; **c, d** Querschnitte aus dem Bereich der Schaftmitte. Beim normalen Fuß (**a**) ist das Knochengewebe im gelenknahen Bereich nahezu gleichmäßig verteilt; beim Hallux valgus (**b**) liegt die größere Materialmenge lateral. Im Schaftquerschnitt liegt beim normalen Fuß (**c**) die größere Materialmenge dorsal und plantar; beim Hallux valgus (**d**) kommen Zonen hoher Dichte nur in der plantaren Kortikalis vor

Spaltlinienmuster im Großzehengrundgelenk

Die Änderung der Druckverteilung im Grundgelenk beim Hallux valgus findet ihren Niederschlag auch im Spaltlinienmuster des Gelenkknorpels. Beim normalen Fuß ist das typische Spaltlinienmuster der Gelenkpfanne der Grundphalanx durch 3 attraktive singuläre Punkte charakterisiert, die sich um einen repulsiven singulären Punkt scharen. Am Metatarsaleköpfchen liegt dorsal-medial ein attraktiver singulärer Punkt. Im mittleren Abschnitt ziehen die Spaltlinien quer durch die Gelenkfläche. Im plantaren Bereich haben die Spaltlinien über der medialen und lateralen Gelenkfacette einen bogenförmigen Verlauf und bilden meistens attraktive singuläre Punkte (Abb. 7). Das Spaltlinienmuster beim Hallux valgus unterscheidet sich von dem normaler Füße v. a. durch die Lage des im dorsalen-mittleren Abschnitt der Gelenkpfanne und des Metatarsaleköpfchens gelegenen attraktiven singulären Punktes; diese beiden attraktiven singulären Punkte sind beim Hallux valgus häufig nach lateral verlagert (Abb. 7). Die Änderung der Verlaufsrichtung der Kollagenfasern in der Tangentialfaserschicht dürfte auf eine erhöhte Beanspruchung der lateralen Gelenkanteile zurückzuführen sein. Der Befund steht im Einklang mit spannungsoptischen Ergebnissen von Pauwels (1959), der experimentell zeigen konnte, daß sich attraktive singuläre Punkte unter erhöhter Kompression verlagern und dem Druck gewissermaßen ausweichen.

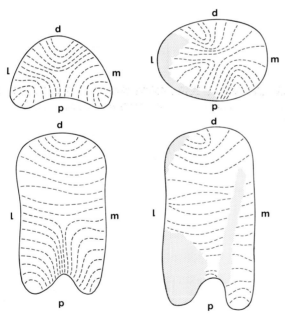

Abb. 7. Typischer Spaltlinienverlauf im Gelenkknorpel des Großzehengrundgelenks. *Links:* beim normalen Fuß; *rechts:* beim Hallux valgus (arthrotisch veränderte Zonen *punktiert*). *d* dorsal, *p* plantar, *m* medial, *l* lateral. In der Gelenkpfanne der Grundphalanx sind die Spaltlinien um 3 attraktive singuläre Punkte angeordnet, wodurch im Zentrum ein repulsiver singulärer Punkt entsteht. Am Metatarsaleköpfchen liegt dorsal ein attraktiver singulärer Punkt. Im mittleren Abschnitt ziehen die Spaltlinien quer durch die Gelenkfläche; in den plantaren Gelenkfacetten haben sie einen bogenförmigen Verlauf. Beim Hallux valgus rechts ist der dorsal gelegene attraktive singuläre Punkt an Kopf und Pfanne nach lateral verlagert

Materialverteilung und Spongiosaarchitektur im Schaftbereich

Zur Untersuchung der Beanspruchung des Metatarsale I im Schaftbereich wurden der Spongiosaverlauf anhand von Röntgenbildern analysiert und die Knochendichte mit Hilfe der Äquidensitenmethode gemessen. Beim normalen Metatarsale I sind in der Schaftmitte Zonen hoher Dichte im dorsalen und plantaren Anteil der Kortikalis lokalisiert (Abb. 6). Dieser Befund läßt den Schluß zu, daß die Hauptbeanspruchung in der Sagittalebene verläuft und daß die Beanspruchung nahezu axial erfolgt. Beim Hallux valgus liegt die Zone höchster Dichte plantar-lateral (Abb. 6). Die ungleichmäßige Materialverteilung läßt auf eine Biegung mit erhöhter Beanspruchung dieses Bereiches schließen. Für eine Biegebeanspruchung des Metatarsale I beim Hallux valgus spricht auch der bogenförmige Verlauf der Spongiosazugbündel im proximalen Schaftbereich von Sagittalschnitten (Abb. 5a, b). In Metatarsalia normaler Füße ziehen die Zugtrabekel demgegenüber quer zu den axial ausgerichteten Druckbälkchen. Als Ursache für die Biegebeanspruchung des Metatarsale I beim Hallux valgus ist in erster Linie die durch die Deformität der Skelettelemente bedingte Änderung der am 1. Strahl angreifenden Muskelmomente anzusehen.

Zusammenfassung

Die Deformität der Skelettelemente beim Hallux valgus (Varisierung und Supination des Metatarsale I, Subluxation des Mittelfußköpfchens und Valgusstellung des Hallux) hat eine Änderung der am 1. Strahl angreifenden Muskelkräfte zur Folge. Die daraus resultierende Beanspruchungsänderung geht mit Umbauvorgängen an den beteiligten Skelettelementen und Gelenken einher. Die durch die Varisierung des Metatarsale I bedingte „Luxation" der Sesambeine führt zur Fehlbelastung und Arthrose an den Gelenkflächen der Ossa sesamoidea und ihrer Gleitlager. Es kommt ferner zu einer Umorientierung der Substantia spongiosa im 1. Mittelfußköpfchen. Die Valgusdeformität des Hallux bedingt eine erhöhte Belastung des lateralen Gelenkflächenabschnitts; dementsprechend liegt die größere Materialmenge des gelenknahen Knochens im lateralen Bereich des Großzehengrundgelenks. Die ungleichmäßige Druckverteilung im Grundgelenk des Hallux kommt auch im Spaltlinienmuster des Gelenkknorpels zum Ausdruck; beim Hallux valgus wird eine charakteristische Verlagerung der attraktiven singulären Punkte beobachtet. Materialverteilung und Spongiosaverlauf im Schaft des 1. Mittelfußknochens lassen beim Hallux valgus auf eine Biegebeanspruchung schließen.

Literatur

Bojsen-Møller F (1982) Normale und pathologische Anatomie des Vorfußes. Orthopäde 11:148–153

Bojsen-Møller F, Flagstadt KE (1976) Plantar aponeurosis and internal architecture of the ball of the foot. J Anat 121:599–611

Faure C (1981) The skeleton of the anterior foot. Anat Clin 4:49–65

Hirschfeld K (1965) Baustatik, Theorie und Beispiele, 2. Aufl. Springer, Berlin Heidelberg New York

Iida M, Basmajian JV (1974) Electromyography of hallux valgus. Clin Orthop 101:220–224

Kelikian H (1965) Hallux valgus allied deformaties of the forefoot and metatarsalia. Saunders, Philadelphia London

Kummer B (1967) Funktionelle Anatomie des Vorfußes. Verh. Dtsch. Ges. Orthop. Enke, Stuttgart, S 482–493

Pauwels F (1948) Die Bedeutung der Bauprinzipien des Stütz- und Bewegungsapparates für die Beanspruchung der Röhrenknochen. 1. Beitrag zur funktionellen Anatomie und kausalen Morphologie des Stützapparates. Z Anat Entwickl Gesch 114:129–166

Pauwels F (1959) Die Struktur der Tangentialfaserschicht des Gelenkknorpels der Schulterpfanne als Beispiel für ein verkörpertes Spannungsfeld. IX. Beitrag zur funktionellen Anatomie und kausalen Morphologie des Stützapparates. Z Anat Entwickl Gesch 121:188–240

Pauwels F (1960) Eine neue Theorie über den Einfluß mechanischer Reize auf die Differenzierung der Stützgewebe. X. Beitrag zur funktionellen Anatomie und kausalen Morphologie des Stützapparates. Z Anat Entwickl Gesch 121:478–515

Preuschoft H (1969) Statische Untersuchungen am Fuß der Primaten. I. Statik der Zehen und des Mittelfußes. Z Anat Entwickl Gesch 129:285–345

Schleicher A, Tillmann B, Zilles K (1980) Quantitative analysis of X-ray images with a television image analyser. Micros Acta 83:189–196

Tillmann B (1977) Beitrag zur funktionellen Anatomie des Fußes. Orthop Prax 7:504–509

Tillmann B (1984) Funktionelle Anatomie der Gelenke. In: Doerr W, Seifert G (Hrsg) Spezielle pathologische Anatomie, Bd 18. Pathologie der Gelenke und Weichteiltumoren. Springer, Berlin Heidelberg New York Tokyo, S 1–81

Ätiologie und Pathogenese des Hallux valgus

H. U. Debrunner

Pathogenese des Hallux valgus

Einige Besonderheiten des Großzehenstrahls lassen uns verstehen, auf welche Weise sich ein Hallux valgus ausbilden kann. Das Metatarsale I, bei Affen noch opponierbar, besitzt kein Lig. intermetatarseum an seiner Basis wie die anderen Metatarsalia, und das Lig. metatarseum transversum, ausgespannt zwischen den retrokapitalen Partien der Metatarsalia, greift nicht am Metatarsale I an, sondern am lateralen Sesambein (Abb. 1). Das Köpfchen des Metatarsale I liegt daher frei eingebettet in dem derben Bandapparat der Sesambeine, der wie ein Azetabulum ausgebildet ist ("hammock" nach Kelikian 1965). Es wird medial nur durch das kräftige Lig. sesamoideum mediale und das Lig. metatarsophalangeum mediale gehalten, unterstützt durch einen Sehnenstrang des Abductor hallucis, der direkt an der medial-plantaren Seite der Grundphalanx ansetzt. Der größere Teil der Abduktorsehne setzt am medialen Sesambein an.

Die kräftigen Sehnen des M. flexor hallucis longus und M. extensor hallucis longus wirken zusammen zentral auf das Grundgelenk ein, wenn die Zehe gerade steht (Abb. 2). Sobald sie jedoch etwas valgisiert wird, ergibt sich eine nach medial gerichtete Komponente, die das Metatarsaleköpfchen nach medial aus dem Se-

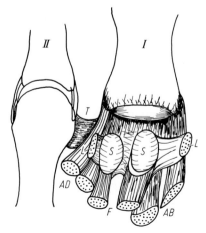

Abb. 1. Aufsicht auf das Bett für das Köpfchen des Metatarsale I („Acetabulum metatarsi I"). Es wird gebildet vorn durch die Basis der Grundphalanx I, seitlich durch das laterale Seitenband und das laterale Sesamband (*L*), medial durch das mediale Sesamband (*L*), das mediale Seitenband (*nicht dargestellt*) und die an der Grundphalanx angreifende Partie des Abductor hallucis (*AB*), plantar durch die Sesambeine mit den Einstrahlungen des Flexor brevis (*F*), des Adductor hallucis (*AD*), des Abductor hallucis (*AB*) und die derbe Bindegewebeplatte (Lig. intersesamoideum, Lig. sesamophalangeum), oben durch die Sehne der Zehenextensoren I und deren Retinakula. *II* Metatarsale II, *T* Lig. transversum

Hallux Valgus, Hrsg. Blauth
© Springer-Verlag: Berlin Heidelberg 1986

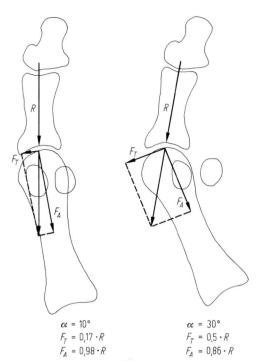

α = 10°
F_T = 0,17 · R
F_A = 0,98 · R

α = 30°
F_T = 0,5 · R
F_A = 0,86 · R

Abb. 2. Die varisierende Kraft F_T auf das Metatarsale-I-Köpfchen ist eine Funktion des Halluxwinkels: $F_T =$ R · sinα. Sie nimmt mit steigendem Halluxwinkel zu. R Reaktionskraft im Grundgelenk, F_A axiale Kraftkomponente

sambeinbett herauspreßt. Liegt nun die Sehne des M. abductor hallucis weniger medial als plantarwärts, genügt ihre aktive Abduktionswirkung nicht mehr zur Erhaltung der normalen Stellung; im Gegenteil wirkt jetzt der Abduktor als Flexor im Metatarsophalangealgelenk I und dreht die Großzehe gleichzeitig in eine pronierte Stellung.   ·

An der Medialseite des Metatarsaleköpfchens findet sich eine subkutane Bursa, die sehr oft durch den Schuhdruck geschädigt wird und sich entzündet. Diese Bursitis schwächt auch die darunter liegenden Bänder: das mediale Lig. metatarsophalangeum, das bei Operationen oft stark verdünnt gefunden wird, und das Lig. sesamoideum mediale. Dadurch wird der Widerhalt für das Metatarsaleköpfchen geschwächt, und beim Anhalten der exzentrischen Zugwirkung von Beuger und Strecker rutscht das Köpfchen immer weiter nach medial. Die derbe plantare Bindegewebeplatte mit den Sesambeinen bleibt, fixiert durch das Lig. metatarseum transversum und den M. adductor hallucis, an ihrer ursprünglichen Stelle im Zusammenhang mit dem Metatarsale II (Abb. 3). Die Großzehe legt sich immer weiter in Valgusstellung um. Damit ist die Deformation progredient. – Nicht geklärt ist, wie die Elongation des kräftigen medialen Sesambandes zustandekommt, die Voraussetzung für das mediale Ausweichen des Metatarsaleköpfchens aus seinem „Acetabulum" ist.

Es wird immer wieder erwähnt, daß die Schrägstellung des Gelenks zwischen Cuneiforme I und Metatarsale I für die Pathogenese des Hallux varus eine Bedeutung habe. Wenn wir jedoch bedenken, daß bei der Operation des Hallux valgus das Metatarsale I leicht an das Metatarsale II herangebracht werden kann (*ohne* Osteotomie), sobald die Verklebungen der Bänder an der Lateralseite des Meta-

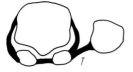 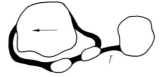

Abb. 3. Das Metatarsale-I-Köpfchen wird aus dem „Acetabulum" nach medial verschoben. Die Sesambeine bleiben, durch das Lig. transversum metatarseum und die Sehnen des Adductor hallucis gehalten, im ursprünglichen Abstand zum Metatarsale II. *T* Lig. transversum

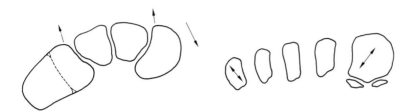

Abb. 4. Die Abspreizung und Dorsalverschiebung der Metatarsalia I und V beim Spreizfuß. *Links* das Tarsometatarsalgelenk, *rechts* die Metatarsaleköpfchen

tarsale-I-Köpfchens gelöst sind und damit Platz geschaffen wurde, so dürfte dieser Schrägstellung des Tarsometatarsalgelenks I nur eine sekundäre, untergeordnete Bedeutung zukommen.

Wichtiger für die Pathogenese des Hallux valgus ist die Vorfußkonfiguration des Spreizfußes, der mit dem Knick-Platt-Fuß kombiniert ist. Wenn wir uns die Entstehung des Spreizfußes so vorstellen, daß die randständigen Metatarsalia I und V nach oben und damit vom zentralen Strahl weggedrängt werden (Abb. 4), verstehen wir auch die Verbreiterung des Vorfußes mit der Varusstellung des Metatarsale I. Diese Abspreizwirkung unterstützt die Entstehung des Hallux∙valgus.

Durch die Subluxation der Grundphalanx I nach lateral ragt das Köpfchen des Metatarsale I nach medial vor und imponiert als „Pseudoexostose". Nur in seltenen fortgeschrittenen Fällen eines Hallux valgus ist hier eine eigentliche Anlagerung von Knochen zu finden. Durch die mediale Subluxation des Köpfchens kommt der Gelenkknorpel unter die gespannte Gelenkkapsel zu liegen und degeneriert allmählich. Die subkutane Bursa kann durch groteske derbe Bindegewebezotten ausgefüllt sein und imponiert dann als harte Vorwölbung, die sehr schmerzhaft werden kann und oft der eigentliche Anlaß dazu ist, daß eine Operation notwendig wird.

Die Sehne des M. abductor hallucis, die am medialen Sesambein ansetzt, verlagert sich bei der Subluxation des Köpfchens des Metatarsale I nach plantarwärts, verliert ihre varisierende Wirkung und verursacht eine mehr oder weniger ausgeprägte Pronation der Großzehe. Gleichzeitig wirkt der Muskel flektierend anstatt als Abduktor. Damit wird das typische Vollbild des Hallux valgus erreicht.

Ätiologie des Hallux valgus

Es fällt auf, daß sowohl in der Literatur wie in der Praxis die operativen Techniken zur Behandlung des Hallux valgus ziemlich unabhängig von ätiologischen Reflexionen angewandt werden. Autoren wie Lelièvre (1961) machen hier eine Ausnahme. Die Operationstechnik wird oft als eine reine Stellungskorrektur der Großzehe angesehen, funktionelle Erwägungen sind sekundär. Die folgenden Ausführungen sollen dazu anregen, vermehrt ätiologische Gesichtspunkte zu berücksichtigen.

Wir kennen einige scharf umschriebene Formen des Hallux valgus, die auf eine Ursache allein zurückgeführt werden können. Bei der häufigsten Form, die als idiopathischer Hallux valgus bezeichnet wird, spielen jedoch mehrere Faktoren mit. Die einzelnen Faktoren werden in Gruppen zusammengefaßt: Vererbung, innere und äußere sowie sekundäre Faktoren. Sie spielen z. T. auch beim nicht idiopathischen Hallux valgus eine wichtige Rolle.

a) Es gibt eine kleine Zahl von angeborenen Hallux-valgus-Fällen, die meist mit anderen Mißbildungen vergesellschaftet sind. Sie sind vorwiegend vom interphalangealen Typ.

b) Die Arthritis des Großzehengrundgelenks, v. a. bei PCP, aber auch bei Gicht oder bei banalen Entzündungen, zerstört den Gelenkknorpel, weitet die Kapsel und schwächt die sehr derben Bänder des Grundgelenks. Die Zehenpartie dieser Patienten kann groteske Formen annehmen. Diese „primär entzündlichen" Hallux-valgus-Fälle bilden eine besondere Gruppe. Wir haben hier eine Ätiologie, die genügt, um einen Hallux valgus ohne Mitwirkung anderer Faktoren zu verursachen.

c) Störungen des Muskelgleichgewichts am Metatarsophalangealgelenk I infolge spastischer oder schlaffer Lähmung eines oder mehrerer Muskeln sind sehr wohl im Stande, einen Hallux valgus zu verursachen. Wir kennen den Hallux valgus des Spastikers und den des Poliomyelitisgelähmten. Es scheint mir auch, daß eine partielle, lange dauernde Parese der kurzen Großzehenmuskeln z. B. bei einem Tarsaltunnelsyndrom als auslösende Ursache in Erwägung gezogen werden muß.

d) Nach einer Fraktur des Metatarsale I oder der Großzehe oder nach Weichteilverletzungen im Bereich des Großzehengrundgelenks kann infolge Störung der anatomischen Form (Abb. 5) oder des Muskelgleichgewichts ein Hallux valgus entstehen. Diese traumatischen Formen sind leicht von den übrigen Fällen abzugrenzen.

e) Der häufigste Typ des Hallux valgus ist der sog. idiopathische Hallux valgus. Die Vererbung spielt bei ihm sicher eine Rolle. Wer kennt nicht die Familien mit Hallux valgus bei Tochter, Mutter und Großmutter? Aber auch die Familien ohne Hallux valgus, also ohne Erbfaktoren, sind in diesem Zusammenhang wichtig. Der Erbgang ist nach Johnston (1956) autosomal-dominant mit inkompletter Penetranz. Das heißt, daß diese Erbanlage nicht bei jedem Individuum sichtbar wird und daß die Ausprägung, die wir z. B. am Hallux-valgus-Winkel messen, von einem Merkmalsträger zum anderen verschieden ist. Andererseits wird dieser Typ beiderseits ungefähr die gleiche Ausprägung bei demselben Individuum zeigen. Die Penetranz dürfte von weiteren Faktoren abhängen, die wir noch besprechen werden. Man kann sich sogar fragen, ob der Erbgang nicht in vielen Fällen geschlechtsgebunden ist angesichts des Überwiegens weiblicher Hallux-valgus-Trä-

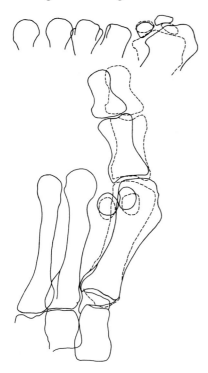

Abb. 5. Posttraumatischer Hallux valgus. *Gestrichelt* gesunde Seite. Infolge einer in Valgus und Pronation verheilten Metatarsalefraktur gleitet das Metatarsaleköpfchen nach medial über die Sesambeine hinaus

gerinnen. Es ist nicht bekannt, *was* eigentlich dieser Erbfaktor bewirkt. Möglicherweise sind es Muskel- und Sehnenanomalien oder besondere Skelettvarianten, die vererbt werden.

Unter den inneren, prädisponierenden Faktoren verstehe ich eine Reihe von Abweichungen vom Durchschnittsbereich der Anatomie und Physiologie. Zunächst spielen sicher Varianten der Muskel- und Sehneninsertionen eine Rolle, wie sie auch bei anderen Fußdeformitäten bekannt sind. Der Abductor hallucis z.B. hat eine Sehne, die zum großen Teil am medialen Sesambein ansetzt, aber mit einer kleineren Sehnenpartie auch direkt zur medial-plantaren Partie der Grundphalanx hinzieht. Wenn diese letztere Portion schwach ausgebildet ist und weit plantar ansetzt, sind die Voraussetzungen für den Hallux valgus wesentlich günstiger als bei genau medialem Ansatz.

Auch die Länge des Metatarsale I und der Großzehe können zum Hallux valgus prädestinieren. Es handelt sich dabei um den ägyptischen Fußtyp, der nach Leliévre bei etwa 60% der Bevölkerung vorkommt. Nicht jeder ägyptische Fuß hat jedoch einen Hallux valgus, es kann sich also nicht um einen allein bestimmenden Faktor handeln.

In der Entwicklungsreihe zum Menschen finden wir einen relativ kurzen freien 1. Strahl, der zum Klettern und Halten sogar opponiert werden kann. Kurzes Metatarsale I und kurze Großzehe sind als Variante bekannt. Der Hallux valgus ist auch bei dieser Variante bekannt.

Von verschiedenen Autoren wird das Metatarsale primum varum als kausaler Faktor für den Hallux valgus angesehen. Nun finden wir aber beim ausgesprochenen Metatarsale primum varum, dem Pes adductus, nicht so häufig einen Hallux valgus, daß wir dieser Variante eine entscheidende Rolle zusprechen können. Zudem ist sicher die Großzahl der Metatarsalia vara sekundärer Natur. Die Erfahrung zeigt, daß auch ohne Osteotomie das Metatarsale I ohne Schwierigkeiten in die Normalstellung zurückgebracht werden kann, wenn man dem Metatarsaleköpfchen den notwendigen Platz schafft. Es ist nicht einzusehen, daß unter diesen Umständen die Varusstellung des Metatarsale I *ursächlich* zum Hallux valgus führen sollte.

Unter den äußeren Faktoren, die den Hallux valgus begünstigen, steht der Konfektionsschuh westlicher Konvenienz an erster Stelle. Durch zu kurze Schuhe ohne genügende Zehenfreiheit wird das fein abgestimmte Muskelspiel beim Gehakt entscheidend gestört, und zwar bei jedem Schritt. Der Schuhdruck von medial her, durch spitze Schuhformen verursacht, in die der Vorfuß hineingezwängt wird, drückt die Großzehe direkt in eine Valgusstellung, besonders bei langer Großzehe. Das fängt schon bei den Kindern an. Wir müssen uns allerdings fragen, ob der Schuhdruck *allein* genügt, um einen echten Hallux valgus zu erzeugen. In vielen Fällen dürfte dies zutreffen, aber es gibt auch den Gegenbeweis durch die hübschen Frauen, die dauernd modische, in der Zehenpartie enge Schuhe mit hohen Absätzen tragen und die auch nach Jahren *keinen* Hallux valgus aufweisen. Der Schuh kann daher nicht *alleinige* Ursache des Hallux valgus sein!

Kato u. Watanabe haben 1981 mitgeteilt, daß in Japan vor 1972 kein Hallux valgus zu operieren war. Seither haben die Hallux-valgus-Operationen proportional zur Zahl der hergestellten Konfektionsschuhe westlicher Prägung in Japan zugenommen, ein Beweis dafür, daß in diesem Land die vorhandenen Erbfaktoren, die bisher nicht penetrant waren, sich manifestieren konnten, weil ein äußerer Faktor hinzukam. Die unschuldigen Japanerinnen haben hier den Beweis für die multifaktorielle Ätiologie des Hallux valgus geliefert, weil sie „Entwicklungsland" spielten.

Ein wesentlicher Faktor ist die Dauer der Einwirkung äußerer Faktoren auf den Fuß, der schon eine Anlage zum Hallux valgus mitbringt, und damit auch das Alter der Merkmalsträger. Der gewöhnliche Hallux valgus tritt erst nach dem 10.–12. Lebensjahr in Erscheinung, er nimmt bis etwa zum 20. Jahr besonders bei den jungen Damen zu, bis etwa 15% die Deformation aufweisen. Dies ist sehr wesentlich, weil damit auch prophylaktische Maßnahmen möglich werden. Wer schon zu kurze und allzu modische Schuhe tragen will, soll sie selten tragen, um ihren Einfluß gering zu halten. Allerdings kenne ich auch die verzweifelte Mutter, deren 18 jährige Tochter den familienüblichen Hallux valgus aufweist, obschon sie immer die von Koryphäen empfohlenen gesunden Schuhe in der richtigen Chaussierung (Versorgung mit dem Schuh) getragen hat. Hier handelt es sich um einen Erbfaktor, der eben eine große Penetranz aufweist und vom 12. Jahr an beginnt, seine Wirkung trotz aller Prophylaxe zu manifestieren.

Unter den sekundären Faktoren verstehe ich solche, die möglicherweise für unsere Betrachtungen Bedeutung haben können. Da ist zuerst das Geschlecht. Ich habe schon erwähnt, daß einiges dafür spricht, daß die Vererbung z. T. geschlechtsgebunden ist. Daß die Frau als solche für den Hallux valgus prädestiniert ist, glaube ich nicht. Hingegen ist ihre Schuhmode ein begünstigender Faktor, der wirksam wird.

Die oft angeschuldigte „Bindegewebeschwäche" ist zu vage definiert, als daß sie als ätiologischer Faktor angesehen werden kann. Etwas anderes ist die nachweisbare generelle Bandlaxität, die aber eher unter die inneren prädisponierenden Faktoren zu rechnen ist.

Zusammenfassend stellen wir fest, daß der idiopathische Hallux valgus durch mehrere Faktoren verursacht wird: Ein oder mehrere Erbfaktoren bilden die Grundlage, auf der innere prädisponierende Faktoren wirksam werden können, wobei auch äußere begünstigende Faktoren mitwirken müssen, um einen Hallux valgus entstehen zu lassen. Mit diesem Konzept ist auch die Prophylaxe festgelegt: Sie kann nur durch Fernhalten oder Vermeiden von äußeren Faktoren einigen Erfolg haben.

Literatur

Acton RK (1967) Surgical anatomy of the foot. J Bone Joint Surg [Am] 49:555–567

Antrobus JN (1984) The primary deformity in hallux valgus and metatarsus primus varus. Clin Orthop 183:251–255

Bojsen-Moller F (1979) Anatomy of the forefoot, normal and pathologic. Clin Orthop 142:10–18

Browne RS, Paton DF (1979) Anomalous insertion of the tibialis posterior tendon in congenital metatarsus varus. J Bone Joint Surg (Br) 61:74–76

Debrunner HU (1965) Wachstum und Entwicklung des Fußes beim Jugendlichen. Enke, Stuttgart

Giannestras NJ (1973) Foot disorders. Lea & Febiger, Philadelphia

Haines RW, McDougall A (1954) The anatomy of hallux valgus. J Bone Joint Surg [Br] 36:272–293

Houghton GR, Dickson RA (1979) Hallux valgus in the younger patient. J Bone Joint Surg [Br] 61:176–177

Jahss MH (1981) The sesamoids of the hallux. Clin Orthop 157:88–97

Johnston O (1956) Further studies of the inheritance of hand and foot anomalies. Clin Orthop 8:146–160

Kato T, Watanabe S (1981) The etiology of hallux valgus in Japan. Clin Orthop 157:78–81

Kelikian H (1965) Hallux valgus, allied deformities of the forefoot and metatarsalgia. Saunders, Philadelphia London

Kirkup JR, Vidigal E, Jacoby RK (1977) The hallux and rheumatoid arthritis. Acta Orthop Scand 48:527–544

Lam Sim Fook, Hodgson AR (1958) A comparison of foot forms among the non-shoe and show-wearing Chinese population. J Bone Joint Surg [Am] 40:1058–1062

Leliévre J (1961) Pathologie du pied. Masson, Paris

Piggott H (1960) The natural history of hallux valgus in adolescence and adult life. J Bone Joint Surg [Br] 42:749–760

Sarrafian SK (1983) Anatomy of the foot and ankle. Lippincott, Philadelphia London

Smith RW, Reynolds JC, Stewart MJ (1984) Hallux valgus assessment: Report of Research Committee of American Orthopaedic Foot and Ankle Society. Foot Ankle 5:92–103

Susman RL (1983) Evolution of the human foot: Evidence from plio-pleistocene hominids. Foot Ankle 3:365–376

Tillmann K (1977) Der rheumatische Fuß und seine Behandlung. Enke, Stuttgart

Der Hallux valgus: klinisches und röntgenologisches Bild

J. Eulert und H. Mau

Morphologie und klinische Untersuchung

Der Hallux valgus ist definiert als eine Abweichung der Großzehe im Grundgelenk nach außen. Neben der Lateralabweichung macht die Großzehe eine Außenrotation um ihre Längsachse durch. Damit gelangt die Dorsalseite der Zehe zunehmend nach innen. Die Extensor-hallucis-longus-Sehne kommt durch die Fehlstellung vermehrt nach außen und kann sich wie die Sehne eines Bogens anspannen.

Durch die Lateralabweichung der Grundphalanx verändert nicht nur der 1. Strahl seine Lage, sondern bedrängt auch die 2. Zehe, die ebenfalls in Abduktionsstellung ausweichen oder sich der Verdrängung widersetzen kann. Je nachdem, ob der Druck des 1. Strahles auf den 2. mehr plantarwärts oder mehr dorsalwärts gerichtet ist, schiebt sich die 1. Zehe unter oder über die 2. Zehe.

Am häufigsten geht der Hallux valgus mit einer Verbreiterung des Vorfußes – Spreizfuß – einher. Das Metatarsale I weicht nach medial – Metatarsus primus adductus oder Metatarsus primus varus – das Metatarsale V nach außen ab. Die 5. Zehe gelangt in eine Adduktions-Innenrotations-Stellung und ist nicht selten unter die 4. Zehe geschlagen. Weiter kommt es zu einer supinatorischen Aufbiegung des 1. und pronatorischen Aufbiegung des 5. Strahles mit konsekutiv vermehrter Belastung unter den mittleren Metatarsaleköpfchen.

Neben der 1. und 5. Zehe können auch die übrigen Zehen, hier insbesondere die 2., Fehlstellungen in Form von Hammerzehen oder Krallenzehen aufweisen.

Seltener geht der Hallux valgus mit einem Hohlfuß einher. Hierbei treten Verkürzungen der Zehenextensoren mit übermäßiger Dorsalextension im Grundgelenk und einem vermehrten Herabsinken der Metatarsaleköpfchen in Richtung Fußsohle auf.

Durch die veränderte Morphologie und Statik des Vorfußes kommt es an besonders vorstehenden und belasteten Skelettanteilen zur Ausbildung von Hornschwielen – Hyperkeratosen –, teilweise auch zur Schleimbeutelbildung. Besonders vorstehende Skelettanteile sind vor allen Dingen die sog. Pseudoexostose an der Innenseite des Metatarsale-I-Köpfchens, die Außenseite des Metatarsale-V-Köpfchens, die Plantarseite der mittleren Metatarsaleköpfchen und die dorsalen Partien der Grundgliedköpfchen der mittleren Zehen. Weiter kann es zu einer mechanischen Irritation mit konsekutiver Ausbildung von Clavi – Hühneraugen – nicht nur an den Grundgliedköpfchen, sondern auch an den Endgliedern der Zehen, an den Zehenkuppen und in den Interdigitalräumen kommen. Die Clavi können ulzerieren und sich infizieren. Das gleiche gilt für den Schleimbeutel über der Pseudoexostose I, der ebenfalls bakteriell infiziert sein kann.

Die *klinische Untersuchung* sollte sich nicht auf die Beschreibung der Morphologie des Vorfußes beschränken, sondern es muß der Fuß als ganzes im Zusammenhang mit der gesamten unteren Extremität gesehen und entsprechend untersucht werden. Eine schematische Zusammenstellung des Untersuchungsganges ist später tabellarisch aufgeführt. An dieser Stelle seien nur die klinischen Zeichen besonders hervorgehoben, die auf die Wahl des Behandlungsverfahrens einen wesentlichen Einfluß haben.

Neben dem *Ausmaß der Fehlstellung* der Großzehe ist es wichtig, festzustellen, inwieweit die Fehlstellung korrigierbar ist und ob sich ein *Unterschied in der Korrektur* zwischen dem unbelasteten und dem belasteten Fuß ergibt. So spricht eine fehlende Korrigierbarkeit des Hallux valgus am unbelasteten Fuß für eine arthrogene Komponente. Läßt sich dagegen die Fehlstellung am unbelasteten Fuß gut und am belasteten Fuß deutlich weniger ausgleichen, muß eine muskuläre Ursache angeschuldigt werden. Weiter ist das *Ausmaß der Beweglichkeit* im Großzehengrundgelenk sowohl in Fehlstellung als auch in korrigierter Stellung zu bestimmen.

In der seitlichen Ansicht ist von Bedeutung, ob der 1. Strahl – wie z. B. beim Hohlfuß – tiefer steht als die übrigen Metatarsalia oder, was häufiger ist, ob er höher steht und die mittleren Metatarsalia eine vermehrte Belastung zu tragen haben.

Von genereller Wichtigkeit ist das evtl. Vorliegen arterieller Durchblutungsstörungen im Bereich der Füße, was durch Kontrolle der Fußpulse und der Hauttemperatur abzuklären ist.

Subjektive Beschwerden

Ein Hallux valgus kann, braucht jedoch nicht mit Schmerzen einherzugehen. Zu Beginn finden wir nicht selten einen an der Medialseite des Großzehengrundgelenks gelegenen Schmerz, der vor allen Dingen durch Dehnung der hier liegenden Weichteile hervorgerufen wird. Mit Fortschreiten der Fehlstellung kommt es an den besonders vorstehenden Knochenanteilen oder auch zwischen den Zehen zu einer mechanischen Irritation mit entsprechenden Beschwerden. Auch kann in Höhe der Pseudoexostose der mediale Kollateralnerv mechanisch irritiert werden und zu neuralgieformen Beschwerden führen. Durch die vermehrte Belastung der mittleren Metatarsaleköpfchen finden wir eine Beschwerdesymptomatik plantarwärts unter diesen Köpfchen im Sinne von Spreizfußbeschwerden. Letztlich führt die Fehlbelastung des Großzehengrundgelenks zu arthrotischen Veränderungen, die zu einem arthrogenen Schmerz führen, wobei sich noch ein synovialitischer Reizzustand hinzugesellen kann.

Röntgenologisches Bild

Das Röntgenbild bestätigt die morphologischen Veränderungen, nämlich die Abweichung der Großzehe im Grundgelenk nach lateral, die Verbreiterung des Vorfußes, die Medialabweichung des Metatarsale I und die Lateralabweichung des Metatarsale V, die medial gelegene Pseudoexostose am Metatarsale I und das lateral vorspringende Köpfchen des Metatarsale V, die Rotation der 1. Zehe und die Fehlstellung der übrigen Zehen. Es bedarf jedoch einer differenzierten Analyse des Röntgenbildes, was nachstehend dargestellt wird.

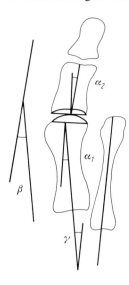

Abb. 1. Idealisierter Fuß. α_1 proximaler Grundgelenkwinkel, α_2 distaler Grundgelenkwinkel, β Hallux-valgus-Winkel ($\alpha_1 + \alpha_2$), γ Metatarsus-primus-varus-Winkel ($\gamma = \alpha_1$)

Die entscheidende Aufnahme ist der Vorfuß a.p. im Stehen; die Seitaufnahme wie auch die Tangentialaufnahme des Vorfußes unter Belastung sind von geringerer Bedeutung.

Folgende Parameter sollten auf der *a.p.-Aufnahme* bestimmt werden:

1) Metatarsophalangealwinkel I (Abb. 1):
   Dieser Winkel wird in der Weise bestimmt, daß je eine Längsachse durch das Metatarsale I und das Grundglied I gelegt werden. Der so gebildete Winkel gibt Auskunft über die Valgusabweichung im Großzehengrundgelenk. In der Literatur werden unterschiedliche Normalwerte angegeben, die von 8° (Denis 1974; Maschas 1974; Viladot 1979) bis 20° (Donick et al. 1980) reichen.
2) Interphalangealwinkel der Großzehe:
   Das ist der Winkel zwischen der Längsachse des Grundgliedes und der Längsachse der Endphalange. Nach Donick et al. (1980) sind Werte über 10° als pathologisch anzusehen.
3) Metatarsus-primus-varus-Winkel (Abb. 1):
   Dieser Winkel wird von der Längsachse des Metatarsale I und der Längsachse des Metatarsale II gebildet. Die hierfür angegebenen Normalwerte schwanken zwischen 8° (Maschas 1974) und 15° (Viladot 1979).
4) Dislokation der Sesambeine:
   Von manchen, insbesondere französischen Autoren (Maschas 1974) wird zur Bestimmung des Ausmaßes der Medialabweichung des 1. Strahles nicht der Metatarsus-primus-varus-Winkel gemessen, sondern die Dislokation der Sesambeine herangezogen. Auch hier lassen sich verschiedene Stärkegrade von 0–3 bestimmen.
5) Stellung der Gelenkflächen im Grundgelenk:
   Normalerweise steht zum Ausgleich der Adduktion des Metatarsale I die Gelenkfläche des Metatarsale-I-Köpfchens leicht nach außen gekippt. Als Normalwerte werden 5–10° angegeben (Laporta et al. 1974; Donick et al. 1980). Die Gelenkfläche des Grundgliedes ist etwa um den gleichen Betrag nach innen gestellt. Auch hier gelten 5–10° als Normalwerte (Laporta et al. 1974; Do-

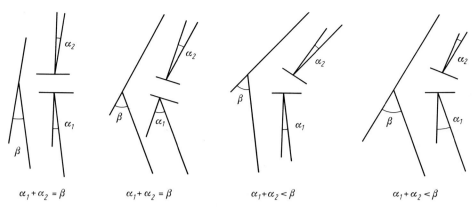

$\alpha_1 + \alpha_2 = \beta$ $\qquad\qquad$ $\alpha_1 + \alpha_2 = \beta$ $\qquad\qquad$ $\alpha_1 + \alpha_2 < \beta$ $\qquad\qquad$ $\alpha_1 + \alpha_2 < \beta$

Abb. 2. *Oben links* idealisierter Normalfuß, *oben rechts* ossärer Hallux valgus, *unten links* weichteilbedingter Hallux valgus, *unten rechts* Mischform aus ossärem und weichteilbedingtem Hallux valgus. Bezeichnungen der Winkel wie in Abb. 1

nick et al. 1980). Die Gelenkflächen sollten parallel zueinander stehen, wir sprechen dann von einem kongruenten Gelenk (Abb. 1). In diesem Fall ist das Ausmaß der Lateralabweichung der Großzehe gleich der Summe der beiden Gelenkwinkel. Ist der Hallux-valgus-Winkel erhöht, so ist bei kongruenten Gelenkverhältnissen einer der beiden Gelenkwinkel vergrößert, es können aber auch beide verändert sein (Abb. 2). Der Hallux valgus hat bei diesem Beispiel eine knöcherne Ursache. Ist die Summe der beiden Gelenkwinkel kleiner als der Hallux-valgus-Winkel, muß eine Lateralabweichung im Grundgelenk stattgefunden haben (Abb. 2). Das Gelenk ist dann inkongruent, das Grundglied steht subluxiert auf dem Metatarsaleköpfchen. Ursache des Hallux valgus sind in diesem Fall Weichteilveränderungen. Zusätzlich zu diesen beiden reinen Formen gibt es Mischformen, bei denen sowohl die knöchernen Gelenkwinkel als auch die Stellung der Basis des Grundgliedes auf dem Metatarsaleköpfchen pathologisch verändert sind (Abb. 2).

Die therapeutische Konsequenz aus diesen Messungen ist, daß bei gelenkerhaltenen Eingriffen ossäre Fehlstellungen am Knochen und weichteilbedingte Fehlstellungen durch Weichteileingriffe angegangen werden sollten.

6) Metatarsalindex:

Hierunter verstehen wir die relative Länge der Metatarsalia und die Stellung ihrer Köpfchen zueinander. Normalerweise weist eine Verbindungslinie der distalen Begrenzung der Metatarsale-I- bis Metatarsale-V-Köpfchen einen nach außen hin abfallenden parabelförmigen Verlauf auf. Eine besondere Bedeutung kommt der Stellung des Metatarsale-I-Köpfchens zu. Liegt dieses Köpfchen etwa in gleicher Höhe wie das Metatarsale II, sprechen wir von einem sog. Plus-minus-Index. Liegt es weiter distal, wird dies als Plus-Index (Abb. 3 a), liegt es weiter proximal, wird dies als Minus-Index bezeichnet (Lelièvre 1971; Viladot 1979). Diese etwas ungenaue Methode der relativen Längenmessung des 1. Strahles zu den übrigen Metatarsalia wurde von verschiedenen Autoren mit unterschiedlichen Meßtechniken exakter zu bestimmen versucht. Nach Nilsonne (1930, zit. nach Ramach u. Stockinger 1981) wird eine Längsachse durch das Metatarsale II gelegt und das Lot der distalen Begrenzung des Metatarsale-I-Köpfchens auf diese Achse gefällt. In Höhe der di-

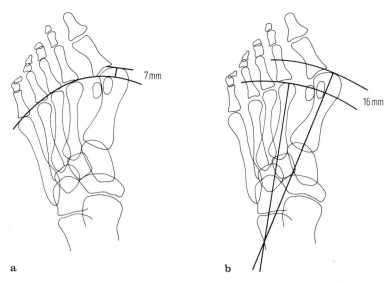

Abb. 3 a, b. Metatarsalindex. **a** Index nach Leliévre (1971) und Viladot (1979), Plus-Index. **b** Index nach Donick et al. (1980)

stalen Begrenzung des Metatarsale-II-Köpfchens wird eine Senkrechte errichtet. Die Distanz zwischen diesen beiden Geraden ist dann die entsprechende relative Längendifferenz.

Harris u. Beath (1949) schlagen einen Kreisbogen vom hinteren Ende des Kalkanaeus bis zum Metatarsale-I- und Metatarsale-II-Köpfchen.

Hardy u. Clapham (1951) legen eine Längsachse durch das Metatarsale I und II und ziehen eine Linie zwischen der äußeren Begrenzung des Kuboids und der innersten Begrenzung des Naviculare. Vom Schnittpunkt der beiden Metatarsalelängsachsen mit dieser Linie wird dann ein Kreisbogen um die distale Begrenzung der Metatarsalia I und II gelegt. Die Distanz zwischen diesen beiden Kreisbögen wird gemessen.

Donick et al. (1980) nehmen den Schnittpunkt der Längsachsen durch die Metatarsalia I und II als Mittelpunkt zweier Kreise, die durch die distale Begrenzung der Metatarsalia I bzw. II gelegt werden. Die Differenz zwischen diesen beiden Radien gilt als relativer Längenunterschied (Abb. 3 b).

Lundberg u. Solja (1972) legen eine Längsachse durch die Metatarsalia I und II; die Medialabweichung des Metatarsale I wird dadurch aufgehoben, daß eine Parallele zur Längsachse des Metatarsale II durch den Schnittpunkt der Längsachse des Metatarsale I mit der Basis des Metatarsale I in Höhe des Lisfranc-Gelenks gezogen wird. Vom Schnittpunkt dieser beiden Linien wird dann ein Kreisbogen um die äußere Begrenzung des Metatarsale I gezogen. Wo dieser Kreis die Parallele zur Längsachse des Metatarsale II schneidet, wird ein Lot auf die Längsachse des Metatarsale II gefällt. An der distalen Begrenzung des Metatarsale-Köpfchens wird eine Senkrechte errichtet, die Distanz zwischen den dadurch entstandenen parallelen Linien ist die relative Längendifferenz zwischen den Metatarsalia I und II. Die Bedeutung dieses Metatarsalindexes für die operative Behandlung liegt darin, daß die besten Ergebnisse bei einem postoperativen Plus-minus-Index gefunden werden

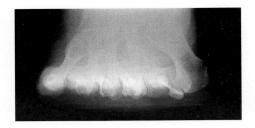

Abb. 4. Tangentialaufnahme nach Güntz (1938, zit. nach Hohmann 1948)

(Gschwend et al. 1977; und andere). Auf keinen Fall darf ein relativ kurzes Metatarsale I operativ noch weiter verkürzt werden.

7) Arthrose des Metakarpophalangealgelenks:
Wir finden die typischen röntgenologischen Zeichen einer Arthrose, nämlich Gelenkspaltverschmälerung, subchondrale Sklerose, Randosteophyten, Zystenbildungen.
Eine deutliche Arthrose spricht gegen gelenkerhaltende Eingriffe.

8) Morphologie des Metatarsocuneiformegelenks I:
Dieses Gelenk kann entweder bogenförmig oder mehr gerade verlaufen. Bei bogenförmigem Verlauf soll eine bessere Korrektur eines Metatarsus varus I möglich sein.
Die *Seitaufnahme* ist von geringerer Bedeutung. Hier kann besonders gut ein evtl. Tiefstehen des Metatarsale-I-Köpfchens wie z. B. beim Hohlfuß festgestellt werden. Auch die Osteophyten im Bereich des Metatarsale-I-Köpfchens lassen sich gut erkennen.
Die *Tangentialaufnahme* des Vorfußes unter Belastung (Güntz 1938, zit. nach Hohmann 1948) zeigt einmal die Stellung der Metatarsaleköpfchen zueinander und dann besonders eindrücklich die Subluxations- bis Luxationsstellung der Sesambeine (Abb. 4).

Tabellarische Zusammenstellung der klinischen und röntgenologischen Untersuchung

A) *Anamnese*
Alter
Lebensführung $\begin{cases} \text{Beruf} \\ \text{Freizeit} \\ \text{Sport} \end{cases}$
Körpergewicht
Schuhwerk
Begleiterkrankungen
  PCP
  Gefäße
  Diabetes
  Neurologische Erkrankungen
  Lokale Infektionen

B) *Subjektive Beschwerden*
Schmerz (wo, wann, wie stark)
Funktionsstörungen
Störung in der Kosmetik

C) *Klinische Untersuchung*
1. *Vorfuß als Ganzes*
Äußere Form:
ägyptisch
griechisch
quadratisch

Spreizfuß $\begin{cases} \text{locker} \\ \text{kontrakt} \end{cases}$
Hyperkeratosen
lokaler Druckschmerz

2. *Strahl I*
Ausmaß der Valgus $\left.\begin{array}{c} \\ \\ \end{array}\right\}\begin{cases} \text{passive Korri-} \\ \text{gierbarkeit} \end{cases}$
Ausmaß der Rotation
Schleimbeutel
  infiziert
Beweglichkeit
  Metatarsophalangealgelenk

(in Fehlstellung und in
  Korrekturstellung)
Interphalangealgelenk
Valgus des Interphalangealgelenks
Druckschmerz
Clavi

3. *Übrige Zehen*
Fehlstellung, passive Korrigierbarkeit
Beweglichkeit
Druckschmerz
Clavi

4. *Med. Längsgewölbe*
Normal
Erhöht
Erniedrigt

5. *Rückfuß*
Stellung des Kalcaneus
  Normal
  Valgusstellung
  Varusstellung
Passive Beweglichkeit der Sprunggelenke

6. *Weitere klinische Untersuchungen*
Beinachsen
Bandlaxität
Muskulatur
Gefäßstatus
Neurologischer Befund

D) *Röntgenologische Untersuchung*
  1. *a.p.-Aufnahme im Stehen*
     Hallux-valgus-Winkel
     Interphalangealwinkel
     Metatarsus-primus-varus-Winkel
     Dislokation der Sesambeine
     Stellung der Gelenkflächen des
       Großzehengrundgelenks
     Metatarsalindex
     Arthrose des Metatarsophalangealgelenks
     Exostose
     Morphologie des Lisfranc-Gelenks
       des 1. Strahles
     Stellung der 2. bis 5. Zehe

  2. *Seitenaufnahme im Stehen*
     Hohlfuß
     Senkfuß
     Stellung des 1. Strahles
     Stellung der 2. bis 5. Zehe
     Arthrose des 1. Grundgelenks
     Form der Sesambeine

  3. *Tangentialaufnahme im Stehen*
     Stellung der Metatarsaleköpfchen
     Stellung und Form der Sesambeine

E) *Fußabdruck*

Wertung der wesentlichen klinischen und röntgenologischen Parameter

Nach der klinischen und röntgenologischen Untersuchung sollte Klarheit darüber bestehen, ob bei dem untersuchten Patienten überhaupt eine operative Indikation besteht, und wenn ja, welche chirurgische Technik die geeignetste zu sein
verspricht.

Die *operative Indikation* hängt vom Alter des Patienten, von seinem Allgemein-
zustand und evtl. Begleiterkrankungen und v. a. von seinen subjektiven Be-
schwerdeangaben und dem Ausmaß der Fehlstellungen ab.

Eine *Gegenindikation* zu operativen Maßnahmen besteht bei arteriellen Durchblutungsstörungen und (temporär) bei lokalen Infektionen. Die Beantwortung
der Frage, welche *Operationstechnik* im einzelnen zu bevorzugen ist, wird vom Alter des Patienten und seiner Lebensführung, v. a. aber von klinischen und röntgenologischen Kriterien bestimmt.

Ohne auf die operative Differentialindikation im einzelnen eingehen zu wollen,
sei noch einmal hervorgehoben, daß zur Frage, ob ein *gelenkerhaltender Eingriff
möglich ist oder nicht,* bei der klinischen Untersuchung v. a. eine evtl. Bewegungseinschränkung in Fehlstellung und korrigierter Stellung und beim *Röntgenbild*
das Ausmaß einer evtl. Arthrose zu bestimmen sind.

Bei *gelenkerhaltenden* Eingriffen sind bei der *klinischen* Untersuchung das Ausmaß der Korrigierbarkeit der Fehlstellung und vom *Röntgenbild* her das Ausmaß
des Metatarsus primus varus, die Länge des 1. Strahles und die Stellung der Ge-

lenkflächen sowohl des Metatarsale I als auch des Grundgliedes wie auch die Stellung der Gelenkflächen im Großzehengrundgelenk zueinander von entscheidender Bedeutung.

Zusammenfassung

Das klassische Bild des Hallux valgus bedarf durch klinische und röntgenologische Untersuchungen einer differenzierten Analyse, um das richtige Behandlungsverfahren dem jeweiligen Fuß anpassen zu können. Die klinische Untersuchung muß v. a. die Frage klären, ob operative Maßnahmen angezeigt sind. Das Röntgenbild gibt gemeinsam mit dem klinischen Befund Auskunft darüber, welches Verfahren Anwendung finden sollte. Die entscheidenden – v. a. röntgenologischen – Parameter werden vorgestellt und ihre prinzipielle Bedeutung bezüglich der zu wählenden Operationsmethode erläutert.

Literatur

Denis A (1974) Approche physiopathologique des anomalies morphologiques de l'avant-pied. Rev Chir Orthop [Suppl 2] 60:117–129
Donick II, Berlin SJ, Block LD, Costa AJ, Fox JS, Martorana VJ (1980) An approach for hallux valgus surgery – Fifteen-year review: part I. J Foot Surg 19:113–126; part II. J Foot Surg 19:171–184
Gschwend N, Barbier M, Dybowski WR (1977) Die Vorfußkorrektur. Arch Orthop Unfallchir 88:75–85
Hardy RH, Clapham JCR (1951) Observations on hallux valgus. J Bone Joint Surg [Br] 33:376–391
Harris RI, Beath T (1949) The short first metatarsal. J Bone Joint Surg [Am] 31:553–565
Hohmann G (1948) Fuß und Bein. Bergmann, München
Laporta G, Melillo T, Olinsky D (1974) X-ray evaluation of hallux abducto valgus deformity. J Am Podiatry Assoc 64:544–566
Leliévre J (1971) Pathologie du pied. Masson, Paris
Lundberg BJ, Sulja T (1972) Skeletal parameters in the hallux valgus foot. Acta Orthop Scand 43:576–582
Maschas A (1974) Etude radiologique. Rev Chir Orthop [Suppl 2] 60:131–136
Ramach W, Stockinger G (1981) Die Fußform als ätiologischer Faktor von Hallux valgus und Hallux rigidus. In: Murri A (Hrsg) Der Fuß. Med Lit Verlags GmbH, Uelzen
Viladot A (1979) Pathologie de l'avant-pied. Expansion Scientifique, Paris

Diskussion „Hallux valgus" (Vorträge 2–5)

Imhäuser, Köln: Experten haben die anatomischen Befunde beim Hallux valgus, die Biomechanik des Vorfußes sowie ätiologische und pathogenetische Fragen erörtert. Auch das klinische und röntgenologische Bild wurden dargestellt. Wir kommen nun zur Diskussion.

Die Vorsitzenden und die Saalmoderatoren (Dick, Basel, Griss, Marburg) sind sich einig, daß der ganze Komplex im Zusammenhang diskutiert werden soll, um ein möglichst lebendiges Bild unserer heutigen Kenntnisse zu entwerfen. Ich bitte einen der Saalmoderatoren, die Diskussion auf der Grundlage eingegangener Fragen einzuleiten.

Anatomie, Ätiologie und Pathogenese, Klinik

Griss, Marburg: Wir wollen uns als Saalmoderatoren im „freien Raum" zwischen den Herren Vorsitzenden und dem Auditorium einmischen. Ich bitte Sie um Ihre aktive Mitarbeit und möchte zunächst einen *Fragenkomplex* zur *Ätiologie* des Hallux valgus ansprechen:

Mehrere Referenten, v. a. die Kollegen aus der Anatomie, aber auch Herr Debrunner, haben in ätiologischer Hinsicht die Stellung, die Länge und die Form des Metatarsale-I-Knochens in den Mittelpunkt ihrer Überlegungen gestellt. Könnte man die Veränderungen nicht unter dem Begriff *„Dysplasie des 1. Strahles"* zusammenfassen?

Herr Tillmann hat uns sehr eindrucksvolle Bilder gezeigt, die darauf hinwiesen, daß sich die Spongiosaarchitektur des normalen Metatarsale-I-Köpfchens von der *Spongiosaarchitektur* des *Metatarsale-I-Köpfchens* beim Hallux valgus unterscheidet. Ist Ihre Interpretation, Herr Tillmann, daß diese Spongiosaarchitektur im Zusammenhang mit der Luxation der Sesambeine entsteht, nicht falsch?

Außerdem: Kann es sich nicht um eine *Dysplasie der Gelenkflächen* handeln, die eine Luxation zwischen Sesambeinen und dem Köpfchen des Metatarsale I fördert? Mit anderen Worten, kann die veränderte Form des Köpfchens des Metatarsale I nicht eine der wesentlichen Ursachen für die Luxation der Sesambeine und somit für eine *sekundäre* Hallux-valgus-Deformität sein?

Tillmann, Kiel: Ich habe mich gehütet, etwas zur Ätiologie des Hallux valgus zu sagen. Die Beantwortung dieser Frage wollte ich Herrn Debrunner überlassen. Was ich dargestellt habe, sind Zeichen der *funktionellen Anpassung* durch eine veränderte Belastung. Ich halte die Veränderungen nicht für eine angeborene Dysplasie der Gelenkflächen. Dort, wo ursprünglich das mediale Sesambein gelegen hat, strahlen keine Spongiosadruckbündel mehr in die subchondrale Kortikalis ein. An der Stelle, wo das laterale Sesambein eine neue Gelenkfläche „gefunden" hat, erkennt man deutlich in die Kortikalis einstrahlende Spongiosadrucktrabekel.

Hallux Valgus, Hrsg. Blauth
© Springer-Verlag: Berlin Heidelberg 1986

Gleiche Anpassungsvorgänge lassen sich auch am verdickten Kollateralband nachweisen. Dieses Band wird überdehnt, wie man auf histologischen Schnitten sehen kann, es verdickt sich gleichzeitig. Die Befunde, die ich gezeigt habe, sind also Ausdruck einer *sekundären funktionellen Anpassung* an die veränderte Belastung.

Maier, Köln: Ich möchte die Umstrukturierungsvorgänge in *zeitlicher* Hinsicht ansprechen. Meine Überlegungen stützen sich auf unsere Beobachtungen, die auch andere Autoren bestätigt haben, daß nämlich bei sehr kleinen Kindern, und zwar eher bei Jungen als bei Mädchen, eine Tendenz zur Valgusstellung der Großzehe beobachtet wird. Der Zeitpunkt liegt etwa um das 3.–5. Lebensjahr. Anschließend häufen sich leichte Valgusstellungen bei Mädchen. Sie nehmen im Laufe des Alters noch zu. Die Umkehr – erst mehr Jungen und dann mehr Mädchen – vollzieht sich also in einer Zeit, in der der Kinderfuß ohnehin in einer sehr starken Umstellung begriffen ist. Die Vorgänge stehen wohl im Zusammenhang mit der Torsion der gesamten unteren Extremität. Wir beobachten, insbesondere bei aufgeschnittenen Kinderschuhen, die zu kurz gewesen sind – darauf hat Timm als erster hingewiesen –, daß tatsächlich die Abwicklung über den Großzehenstrahl erschwert ist. Häufig wird beobachtet, daß das Großzehenendglied nicht zur Bodenberührung kommt.

Ich denke, der Prozeß der *Umstrukturierung* der *Spongiosa,* der uns hier gezeigt worden ist, *dauert Jahre.*

Griss, Marburg: Ich möchte noch einmal nachfassen: Aus unserer klinischen Erfahrung bei Patienten mit habitueller Patellaluxation ist uns bekannt, daß auf dem lateralen Femurkondylus bei lateralisierten Kniescheiben eine sekundäre Gelenkfläche entstehen kann. Primär lag dort ja eine Dysplasie im Bereiche der Facies patellaris femoris vor. Nun beschreiben Sie, Herr Tillmann, daß die Gruben, in denen die *Sesambeine* „laufen", primär vielleicht doch *flacher als normal* sind. So kam ich auf den Gedanken, daß hier möglicherweise ein ätiologischer Faktor für die Entstehung der Hallux-valgus-Deformität vorliegen könnte. Vielleicht kann Herr Platzer noch etwas dazu sagen und außerdem dazu Stellung nehmen, ob es Untersuchungen über *Variationen* am *Os metatarsale I* gibt.

Platzer, Innsbruck: Soviel ich weiß, gibt es einige wenige Untersuchungen von 2 französischen Kollegen und 2 Wiener Kollegen. Wir haben bei unseren Untersuchungen das Metatarsaleköpfchen angesehen und ca. 400 Präparate überprüft. Ich bin aber zu keinem Schluß gekommen und habe deshalb auch nicht über das Metatarsaleköpfchen gesprochen. Die Frage ist sehr schwer zu beantworten. Was war vorher da und was ist sekundär entstanden?

Rütt jun., Köln: Die Ausführungen von Herrn Tillmann können durch Untersuchungen, die wir in Köln gemacht haben, gestützt werden. Wir fanden bei experimentell erzeugten permanenten Luxationen der Patella beim Kaninchen eine veränderte Trabekelstruktur genau in dem Gelenkbereich, in dem die luxierte Patella Kontakt zum lateralen Femurkondylus gefunden hatte.

Gekeler, Sindelfingen: Ich möchte auch den Gedanken von Herrn Griss aufgreifen und Herrn Debrunner fragen, ob er nicht mit mir übereinstimmt, daß sich bei der Betrachtung der Pathogenese des Hallux valgus und der *muskulären Imbalance* im Großzehengrundgelenk ein Vergleich mit der Subluxation der Patella als großes Sesambein aufdrängt. Hier liegt ja auch eine Insuffizienz des Kapsel-Band-Apparates vor, die Störungen am Knochen nach sich zieht. Ich frage mich, ob in beiden Fällen nicht auch eine *Bindegewebeschwäche* zugrunde liegt. Beim Hallux valgus sind die Frauen ja eindeutig am häufigsten betroffen, es sind bestimmte Altersgruppen, es sind Frauen mit Varikosis etc. Kann nicht der zunehmenden Laxität des Kapsel-Band-Apparates eine große pathogenetische Bedeutung zukommen?

Debrunner, Luzern: Ich glaube, daß die Bemerkung hinsichtlich der habituellen Patellaluxation ganz richtig ist. Wir haben es nur mit anderen Verhältnissen zu tun. Ich wollte zeigen, daß die Gelenkkapsel und die „Gelenkumfassung" im Großzehengrundgelenk eigentlich wie ein *Acetabulum* ausgebildet ist, ein Acetabulum aus der Phalanx, den Sesambeinen und dem medialen Sesamband gebildet. Dieses mediale Sesamband scheint mir eine Schlüsselrolle einzunehmen. Bei der Patella ist es umgekehrt: Dort rutscht das Sesambein über den Gelenkknochen, und beim Hallux ist es so, daß der Gelenkknochen aus dem Acetabulum herausrutscht. Sicherlich gibt es einige Parallelen, dies möchte ich nicht abstreiten.

Im übrigen möchte ich noch auf folgendes hinweisen:

Wenn wir die *Röntgenaufnahmen* unserer Patienten ansehen, bemerken wir immer wieder, daß die Form des Metatarsale I davon abhängt, wie das Röntgenbild hergestellt worden ist: Liegt eine Standardaufnahme vor? Wurde der Fuß hängend oder in einer Schrägstellung geröntgt? Wir sind leider noch weit davon entfernt, aufgrund von Standardaufnahmen Vergleiche anstellen zu können.

Wir müssen uns eingestehen, daß die *Pathogenese* des Hallux valgus bisher immer noch *unbekannt* ist. Wir bekommen die Patienten erst dann zu sehen, wenn sie eine entsprechende Deformität haben, jedoch nicht dann, wenn diese Deformität sich in der Entwicklung befindet. Untersuchungen an Jugendlichen sind insofern interessant, als wir hier Übergänge von der Normalstellung zum Hallux valgus finden. Ich erinnere an die Untersuchungen von Maier, die allerdings nicht auf den Hallux valgus speziell ausgewertet worden sind. Das ist schade.

Ich möchte folgende Anregung geben: Viele von uns operieren den Hallux valgus und können bei einiger präparatorischer Sorgfalt sich ein gutes Bild über die *Form des Metatarsaleköpfchens* machen. Solche Untersuchungen wären sehr wichtig. Ich glaube, daß die funktionelle Anpassung des Metatarsale-I-Köpfchens an die Deformität im Laufe der Jahre zu den Bildern führt, die Herr Tillmann uns gezeigt hat.

Imhäuser, Köln: Herr Debrunner, Sie sagen, wir würden keinen *beginnenden Hallux valgus* sehen. Ich glaube, wenn man Querschnittsuntersuchungen macht, findet man ihn doch. Es sind Veröffentlichungen bekannt, in denen darüber berichtet wird, daß *Mädchen* bereits in der *präpubertären* Phase eine *Abwinkelung* der *Großzehe* im Grundgelenk „bekommen". Dies hat ein Doktorand von Herrn E. Maier neuerdings überprüft und bestätigen können. Wir müssen uns eben die Zeit nehmen, auf der Grundlage von *Querschnittsuntersuchungen* diese Kinder zu beobachten und dabei die Entstehung eines Hallux valgus zu studieren. Eine andere Möglichkeit gibt es sicher nicht.

Es hat wohl in diesem Zusammenhang nicht sehr viel Sinn, die röntgenologischen Details der ausgebildeten Deformität zu beschreiben. Die Frage ist vielmehr: Worin besteht der initiale Vorgang der Großzehenabweichung? Daß er sich, einmal bestehend, verstärkt, wissen wir. Schuld daran ist der pathologische

Zug von Beuge- und Strecksehnen, wobei auffällt, daß die Abweichung der Strecksehne, die nur ganz locker im Bindegewebe hängt, weniger ausgeprägt ist. Sie läuft in einem harmonischen Bogen und nicht – wie die Beugesehne – als Sehne im Bogen.

Eine *andere Frage* steht zur Klärung an: Stellt ein *besonders langes* oder ein *besonders kurzes Metatarsale I* eine Prädisposition dar? Ich möchte diese Frage an die Anatomen richten. Ist die Abrollung eine andere, wenn das Metatarsale I lang oder relativ kurz ist? Ich sage relativ kurz, weil ja bekanntlich die Sesambeine in der Abrollphase (Spitzfußstellung) das Metatarsale I verlängern. Interessant wäre also vornehmlich das zu lange Metatarsale I. Können Sie, Herr Tillmann, dazu etwas sagen?

Tillmann, Kiel: Ich kann mir schon vorstellen, daß es einen Unterschied im Abrollvorgang in Abhängigkeit zur Länge des Metatarsale I gibt. Ist das Metatarsale länger, müßte die Druckübertragung auf die Metatarsalia I und V sowie auf den Kalkaneus beschränkt bleiben. Bei gleichlangen Metatarsalia nehmen auch die restlichen Metatarsaleköpfchen Drücke auf, wie wir das vom Spreizfuß kennen. Vielleicht hat Herr Platzer dazu noch einen Kommentar.

Platzer, Innsbruck: Leider weiß ich auch nicht viel mehr. Wir haben die Extremlängen, die wirklich überlangen Metatarsalia, nicht näher untersucht. Sicher spielt die Länge und die Stellung der Längsachse des Metatarsale I zum Metatarsale II eine Rolle im Hinblick auf den Auflagepunkt.

Debrunner, Luzern: Ich möchte an die Untersuchungen von Bojsen-Møller erinnern, der verschiedene Abrollachsen am Fuß über die quere und schräge Fußachse überprüft hat. Ich glaube, daß der *lange Hallux valgus* eine wichtige Bedeutung hat. Bei ihm spielt auch der Schuh eine größere Rolle. Die lange Großzehe beim ägyptischen Fuß paßt sehr gut in den spitzen Vorschuh hinein. Dort wird sie hineingedrängt, und der Einfluß des Schuhs auf die Fehlstellung leuchtet ein. Beim kürzeren Hallux ist der seitliche Druck weniger stark.

Die *Entstehung des Hallux valgus* ist m. E. *multifaktoriell.* Die einzelnen Faktoren sind aber nach wie vor nicht ganz geklärt.

Imhäuser, Köln: Durch die Luxation der Sesambeine nach lateral wird der 1. Strahl funktionell kürzer, durch Teilresektion der Grundphalanx auch. Wir müssen deshalb die Länge des Metatarsale I im Verhältnis zu seinen Nachbarknochen sehen.

Ich erinnere in diesem Zusammenhang an eine Bemerkung von Herrn Maier. Er hat aufgeschnittene Kinderschuhe untersucht und den Eindruck gewonnen, daß es v. a. auf die Länge des Schuhs ankommt und nicht so sehr auf seine Weite. Vor allem der schmale, weiche Fuß junger Mädchen ist häufig durch einen zu kurzen Schuh gefährdet.

Matthiaß, Münster: Die Anatomen haben hauptsächlich auf die Fehlstellung des Metatarsale I abgehoben. Ich möchte mir die Frage erlauben, ob sie auch das *Metatarsale V* in ihre Beobachtungen miteinbezogen haben. Nach unseren Erfahrungen ist es so, daß fast immer die vermehrte Lateralabweichung des Metatarsale V mit einem vermehrten Valguswinkel des Metatarsale I verbunden ist.

Gibt es einen Hallux valgus, ich möchte sagen einen *idiopathischen Hallux valgus,* überhaupt ohne einen Spreizfuß? Bei Ihnen, Herr Debrunner, klang das vorhin einmal kurz an.

Debrunner, Luzern: Dies ist natürlich schwer zu sagen. Der *Begriff* „idiopathischer Hallux valgus" und „idiopathischer Knick-Platt-Fuß" ist mir nicht sympathisch. Bei dem Wort idiopathisch „leide" ich auch. Ich sage lieber: „Ich weiß es nicht."

Der *Spreizfuß entsteht* – teilweise wenigstens – dadurch, daß das Metatarsale I im Gelenk zwischen Cuneiforme I und Metatarsale I nach dorsal aufgebogen wird und sich damit nach medial verlagert: Bei der Dorsalextension kommt es zu einer Spreizung der Mittelfußknochen im Lisfranc-Gelenk. Hallux valgus und Metatarsus quintus varus sind bekanntlich oft miteinander vergesellschaftet.

Ich kann mir vorstellen, daß der sog. idiopathische Hallux valgus nicht ohne Abspreizung des Metatarsale I vorkommt. Ist das nicht der Fall, liegen wohl andere Formen, wie z. B. nach Arthritiden, vor.

Imhäuser, Köln: Ich möchte die Frage an Herrn Platzer weitergeben. Sie haben vorhin gesagt, der physiologische Varuswinkel des Metatarsale I sei meistens überschritten, manchmal auch unterschritten.
Heißt das, daß es doch einen *Hallux valgus ohne Spreizfuß* gibt?

Platzer, Innsbruck: Die von uns untersuchten Präparate sind zahlenmäßig nicht groß genug, um eine klare Antwort geben zu können.

N. N.: Ich möchte feststellen, vor der Entstehung eines Hallux valgus war jeder Fuß einmal normal. Wir müssen den Hallux valgus doch als eine *Entwicklung im Rahmen der Spreizfußbildung* betrachten. Ist er nicht Ausdruck der *Dekompensation* des Spreizfußes? Gehört zu dieser Dekompensation nicht auch der Metatarsus quintus varus? Ich bin davon überzeugt, daß der Fuß gewissermaßen auseinanderfließt, wenn das Quergewölbe sich immer mehr abflacht. Die Großzehe kann gar nicht anders, als sich allmählich in die Valgusstellung einzustellen.

Dick, Basel: Ich möchte das Wort wieder an Herrn Imhäuser zurückgeben und damit eine Frage verbinden:
Aus den Ausführungen von Herrn Debrunner ist klar hervorgegangen, daß es sehr *verschiedene ätiologische Faktoren* gibt und auch *unterschiedliche Formen* des Hallux valgus. Könnten Sie aus Ihrer großen klinischen Erfahrung dazu vielleicht noch etwas Konkreteres und Genaueres sagen?

Imhäuser, Köln: Die *Druckkomponente* spielt sicherlich eine *große Rolle.* Das habe ich zu Beginn des letzten Krieges gesehen. Damals mußte ich Ballettänzerinnen eines großen Theaters auf ihre Eignung als Straßenbahnschaffnerinnen untersuchen. Ich nahm an, daß diese Damen ganz besonders schöne und gut trainierte Beine haben würden. Ich habe aber niemals ein so großes Kollektiv schlechter Füße gesehen wie bei diesen Tänzerinnen, die ihre Zehen bei einer Spitz-Valgus-Stellung der Füße direkt im lateralisierenden Sinne belasteten. Hier lagen keine Spreizfüße vor, hier bestand keine Dekompensation, sondern reine Druckfolgen an wahrscheinlich primär gesunden Füßen waren wirksam. Wir können nicht einfach sagen, der Hallux valgus ist die Folge einer dynamischen Dekompensation. Aus den schönen Bildern von Herrn Debrunner und der Herren Anatomen haben wir gesehen, wie stark der Knochen verändert sein kann und sich die Sehnen verlagern. Das ist ein Teufelskreis. Ist einmal der Hallux valgus eingetreten, warum auch immer, wird er sich verstärken. Er wird zunehmen, wenn man nicht barfuß läuft.

Wahrscheinlich bleibt uns nichts übrig, als die in der frühen Erwachsenenphase zu beobachtenden leichten Schiefzehen genau zu kontrollieren und auch retrograd katamnestisch aufzuarbeiten. Nur dadurch werden wir die Einzelfaktoren, die zum Hallux valgus führen, erfassen. Die Simplifizierung des Vorganges der Großzehenabwicklung, d. h. die technische „Verständlichmachung" ist zwar ein Anliegen der Orthopäden, im Falle des Hallux valgus aber nicht zweckmäßig. Oder sieht jemand eine einfache Lösung des Problems?

Schon unsere orthopädischen Großväter haben sich über den Hallux valgus sehr viele Gedanken gemacht. Wenn Sie die alte Literatur lesen, werden Sie sehen, daß wir uns immer wieder im Kreise drehen. Wir müssen damit aufhören. *Nur mit exakter wissenschaftlicher Forschung werden wir weiterkommen!* Die Vorträge heute Vormittag gaben hervorragende Grundlagen ab. Unseren beiden Anatomen, sowie Herrn Debrunner, ist für ihre klaren Ausführungen sehr herzlich zu danken.

Herr Eulert ist einen Schritt weitergegangen. Er meinte, wir stellen die Operationsindikation nach dem Röntgenbild. Das halte ich für gefährlich. Wir sollten nicht allzuviel messen. Die biologischen Probleme sind andere als die mathematischen. Längsschnittuntersuchungen sind erforderlich. Wir müssen also abwarten, bis neue Erkenntnisse vorliegen. Das gilt auch für die verschiedenen klinisch-röntgenologischen Formen des Hallux valgus.

Mau, Tübingen: Herr Imhäuser, Sie haben gesagt, *Winkelmessungen* würden uns nicht weiterbringen. Ihre Abneigung gegen Winkel ist bekannt. Ich zeichne auch nicht gerne Winkel ein und glaube auch nicht, daß man aufgrund von Winkeln allein eine Operationsindikation stellen sollte. Winkelmessungen an Röntgenbildern sind aber *hervorragende Parameter* für die *wissenschaftliche Forschung.* Für die Indikationsstellung schließe ich sie mit ein.

Imhäuser, Köln: Für die Dokumentation sind Winkelbestimmungen sicherlich ausgezeichnet. Wir unterhalten uns jetzt nicht über den Fall X, sondern über den Hallux valgus schlechthin. Verschiedene Stärkegrade dieser Deformität sind bei unserer Diskussion nicht von Bedeutung. Deshalb ist auch in diesem Zusammenhang der Meßmethodik kein so großer Wert beizumessen. Wie weit man sie als Indikation für die Operation benutzen kann und soll, wird heute Nachmittag sicherlich noch besprochen werden.

Debrunner, Luzern: Ich möchte noch einiges präzisieren:

Ich habe verschiedene Faktoren aufgezählt und zu zeigen versucht, daß bei der Entstehung des Hallux valgus vieles zusammenspielt. Einen Gesichtspunkt möchte ich noch besonders hervorheben, nämlich den des *Erbfaktors.* Sie kennen sicherlich Kinder, die immer gute Schuhe getragen haben, bei denen es im Alter von 15–16 Jahren zum Hallux valgus kommt. Ohne wesentliche äußeren Einflüsse liegt hier wohl eine starke *erbliche Penetranz* vor. Es gibt andere Fälle, bei denen die Erbfaktoren nicht so stark penetrieren, hier sind *äußere Faktoren* wichtiger, wie z. B. der Schuh. Diese äußeren Faktoren können wir beeinflussen. Herr Imhäuser hat mit Recht darauf hingewiesen, daß der Hallux valgus zunimmt, wenn wir nicht barfuß laufen. Die funktionelle Belastung des normal geformten Fußes ist außerordentlich wichtig. Wie wir aus Untersuchungen mit dynamischen Bodenplattenmessungen wissen, läuft die Kraft beim Abrollen am Schluß der Standphase über die Großzehenseite. Hier fehlen orthopädische Untersuchungen beim

Hallux valgus vor und nach einer Operation. Für die Jugend bleibt noch viel Arbeit zu leisten.

Dick, Basel: Wenn wir *äußere Faktoren* bei der Entstehung des Hallux valgus betrachten, liegt es natürlich nahe, *Füße* aus *anderen Kulturkreisen* anzusehen. Ich möchte Herrn Professor Mau fragen, ob er dazu etwas sagen kann. Läßt sich aus dem asiatischen Raum und aus der Tatsache, daß bei Japanern der Hallux valgus lange Zeit nicht bekannt gewesen sein soll und jetzt häufiger auftritt, vielleicht der Schluß auf die Wertigkeit äußerer Faktoren ziehen?

Mau, Tübingen: Sie haben mich angesprochen, Herr Dick, und können Gedanken erraten. Ich wollte aber nicht zum *japanischen Fuß* sprechen, weil ich mir darüber kein Urteil erlauben kann. Ich weiß nur, daß Japaner früher – und heute auch noch ältere Japaner – besondere Strümpfe tragen, bei denen der Großzeh extra eingearbeitet ist. Diese Japaner tragen auch entsprechende Sandalen.

Ich möchte darauf hinweisen, daß meines Wissens *bei den Naturvölkern kein Hallux valgus* vorkommt.

Außerdem möchte ich zu dem, was Herr Debrunner gesagt hat, noch eine Bemerkung machen:

Der *Hallux valgus* wird nur *in seltenen Fällen vererbt. Vererbt* wird vornehmlich die *Fußform.* Sie ist entscheidend, sie entsteht auf erblicher Grundlage. Ich meine, wir sollten nicht mehr allzuviel über spezielle Ätiologien sprechen. Wir hörten, daß es viele Ursachen gibt. Ich möchte nur feststellen, daß der durchschnittliche *Hallux valgus* als *Zivilisationsschaden* zu betrachten ist. Ich habe dies gelernt, und ich glaube, das brauchen wir nicht zu revidieren, das ist eine globale Feststellung. Das mangelhafte Training der Füße, das „Nichtbarfußlaufen", das sind wesentliche Faktoren. Und dann das Schuhwerk!

Der längere 1. Zehenstrahl ist bei der Entstehung des Hallux valgus beteiligt. Der Spreizfuß spielt eine Rolle. Ich möchte als 3. Parameter noch den *schrägen Gelenkspalt* zwischen dem Metatarsale I und dem Cuneiforme I hervorheben.

Imhäuser, Köln: Es ist eine uralte Frage der Orthopäden, ob beim Hallux valgus eine Varusstellung des Metatarsale I das Primäre ist und die Valgität der Grund- und Endphalanx der Großzehe das Sekundäre oder umgekehrt. Wir wissen bisher nicht, was primär ist. Ich glaube, auch die Anatomen können diese Frage nicht beantworten. Es ist natürlich nur eine Vermutung, daß der schräge Verlauf des Gelenks zwischen Metatarsale I und Cuneiforme I prädisponierend sein soll. Ich habe Zweifel, ob ein schräger Verlauf der Gelenkfläche von so weitreichender Bedeutung ist. Ich wäre dankbar, wenn mir jemand sagen könnte, ob dem zunehmenden Hallux valgus ein Primus varus folgt, oder ob diese Fehlstellung dem Hallux valgus vorausgeht.

Steinhäuser, Cottbus: teilt mit, daß nach seiner Ansicht Wachstumsstörungen durch veränderte Epiphysen einen wichtigen ätiologischen Faktor abgeben. (Der Wortlaut seiner Diskussionsbemerkung ist nicht rekonstruierbar, da der Redner nicht ins Mikrophon sprach.)

Matthiaß, Münster: Schon bei 3- bis 6jährigen Kindern findet man bei Längsschnittuntersuchungen, wie sie mein Mitarbeiter, Herr Schilling, gerade gemacht hat, daß zwischen Jungen und Mädchen deutliche, wenn auch geringe Winkelabweichungen bestehen. Irgendwann und unter irgendwelchen Voraussetzungen können diese Füße dekompensieren. Genaueres wissen wir nicht. Ich hoffe, daß man mit weiteren Längsschnittuntersuchungen größere Klarheit schaffen kann. Sicherlich spielen aber auch Schuhdruck sowie die funktionell ungünstigen Einflüsse des Schuhs auf den Fuß und die nachweisbaren elektromyographischen Koordinationsstörungen eine Rolle.

Hirayama, Bruchsal: Vorhin ist kurz über den japanischen Fuß gesprochen worden. Man hat gesagt, heute kämen in Japan mehr Fälle von Hallux valgus vor als früher. Ich denke, früher gab es in Japan weniger Orthopäden! Ich habe gesehen, daß die Japaner in letzter Zeit mehr nach innengedreht laufen. Bei diesen Leuten gibt es keinen Hallux valgus.

Tillmann, Kiel: Meines Wissens gibt es *barfußlaufende Bantus mit Hallux valgus*. Diese Leute leiden nicht unter dem Hallux valgus. Sie bekommen erst Beschwerden, wenn sie Schuhe tragen. Ich habe noch eine Frage: Für die Fortentwicklung des Hallux und des Metatarsus primus varus scheint der *M. peronaeus longus* von Bedeutung zu sein. Können Operateure dazu etwas sagen? Haben sie Veränderungen festgestellt?

N. N.: Dazu können die Operateure wohl keine Aussage machen.

Rütt, Würzburg: Ich möchte noch einmal auf den *Hallux valgus als Zivilisationsschaden* zurückkommen:

Es gibt eine ganze Reihe von Arbeiten aus dem Kongo und dem zentralafrikanischen Raum, in denen im Vergleich von Angehörigen einzelner Stämme im Busch und der Stadt ganz eindeutig gezeigt wurde, daß diejenigen Menschen, die Schuhe trugen, also in der Stadt lebten, wesentlich mehr Hallux-valgus-Deformitäten aufwiesen. Ich stimme also mit der Auffassung von Herrn Tillmann überein.

Außerdem möchte ich die Beobachtung bestätigen, daß Tänzer und Tänzerinnen sehr häufig schlechte Füße aufweisen. Man kann diese Erscheinungen als „schlechtes Ergebnis von Hochtrainierten" bezeichnen.

Dann noch ein kurzes Wort zum *Gelenk zwischen Cuneiforme I und Metatarsale I. Dieses Gelenk ist,* wie auch im amerikanischen Schrifttum nachzulesen ist, *der Schlüssel* zum Verständnis des Hallux valgus. Lesen Sie das ausgezeichnete Buch von Kelikian. Der *Metatarsus primus varus* ist der *Fehler schlechthin.* Das Wertvollste, was ich heute morgen hier mitnehme, ist, daß auch die Anatomen dies zumindest bestätigen können.

Dick, Basel: Aus den uns Saalmoderatoren zugegangenen Fragen möchte ich noch folgende vortragen:

Wenn der Metatarsus primus varus so bedeutungsvoll ist, dann wird gefragt: „Was wird aus dem Sichelfuß?" Hier wären Längsschnittuntersuchungen sicher in der Lage, eine Klärung herbeizuführen.

N. N.: Ein Kollege, ich glaube, es war Herr Steinhäuser aus Cottbus, hat als typische oder häufige Ursache des Hallux valgus *Störungen der Wachstumsscheibe,* also eine Art Epiphysitis, postuliert.

Steinhäuser, Cottbus: Ich kann das nur noch einmal unterstreichen. Wir sehen die Vorgänge deshalb nicht, weil wir bei jungen Kindern im Alter von 12–13 Jahren keine Röntgenaufnahmen anfertigen.

Griss, Marburg: Herr Imhäuser, so weit ich mich erinnere, ist die an das Auditorium gestellte Frage nach der Signifikanz von *Veränderungen* an der *Basis* des *Me-*

tatarsale I noch nicht beantwortet worden. Ich möchte deshalb Herrn Platzer noch einmal dazu fragen. Er hat sehr interessante Bilder mit zweigeteilten Gelenkflächen gezeigt. Wie wirkt sich, Herr Platzer, die Zweiteilung auf die Stabilität des Gelenks aus?

Platzer, Innsbruck: Die Frage kann ich kurz beantworten: Die zweigeteilten Gelenkflächen treten relativ selten auf, vielleicht in etwa 2% der Fälle. Mehr weiß ich dazu nicht zu sagen.

Griss, Marburg: Gibt es biomechanische Untersuchungen, die weiterführen könnten?

Tillmann, Kiel: Die Zweiteilung von Gelenkflächen ist eine häufige Variation. Wir haben sie an zahlreichen Gelenken gesehen, z. B. in der Ulnazange, am Condylus occipitalis oder in der Facies lunata des Hüftgelenkes. Die Unterteilung der Gelenkflächen läßt sich biomechanisch erklären. Klinisch messe ich ihr keine Bedeutung bei.

Debrunner, Luzern: Ich denke, wir müssen uns an unsere Erfahrungen erinnern, die wir bei Operationen gesammelt haben: Sie haben z. B. einen kräftigen Metatarsus primus varus und machen eine operative Sanierung. In der letzten Zeit arbeite ich hauptsächlich nach Lelièvre. Wenn Sie die Hindernisse zwischen den Metatarsale-I- und Metatarsale-II-Köpfchen ausgeräumt haben, läßt sich das Metatarsale I leicht ohne Schwierigkeiten gegen das Metatarsale II hin bewegen und hält auch dort merkwürdigerweise. Ich frage mich immer wieder, wieso rutscht das Köpfchen von den Sesambeinen herunter nach medial. Ich das eine anlagemäßige Elongation des medialen Sesambandes? Es gibt auch viele Insertionsanomalien der Sehnen.

Eine letzte Bemerkung: Der Hallux valgus ist für mich eine *Formdiagnose.* Es gibt einen Hallux valgus, der *schmerzhaft* ist, und einen *nicht schmerzhaften.* Denken Sie daran, daß diejenigen Frauen, die im Alter von 50 Jahren zu Ihnen mit ihrem Hallux valgus kommen, weil sie seit 5 Monaten Schmerzen haben und operiert werden müssen, viele Jahre zuvor einen Hallux valgus besaßen, den sie ohne Schmerzen ertrugen.

Imhäuser, Köln: Vielen Dank, Herr Debrunner. Daß viele Patienten mit einem Hallux valgus relativ gut gehen können, äußert sich auch in dem oft zitierten Spruch operierter Patienten, wenn sie mit dem Ergebnis der Operation nicht zufrieden sind. Sie sagen: „Geben Sie mir meinen Hallux valgus wieder."

Wir diskutieren inzwischen wohl zuviel über die Folgen, die der Hallux valgus am Skelettsystem und am Bandapparat hervorruft. Sollten wir nicht vordringlicher die *dynamischen Möglichkeiten* einer *Hallux-valgus-Entstehung* erörtern?

Debrunner, Luzern: Ich denke, ja. Wir wissen über diese Vorgänge einiges, und ich glaube auch, daß die Untersuchungen über den Ablauf der Bewegungen, die Berechnung der Kräfte, die Messung der Kräfte, die dabei auftreten, eine wichtige *Aufgabe für die Zukunft* sind. Wir verfügen heute über die notwendigen technischen Voraussetzungen, besitzen aber noch keine Untersuchungen mit diesen Techniken. Für mich ist die *funktionelle Genese* des Hallux valgus eigentlich die Hauptsache. In diesem Zusammenhang möchte ich etwas sehr Provokatives sagen: Für mich sind die Füße, die keinen Hallux valgus haben, ebenso wichtig, und ich frage mich, warum haben sie keinen Hallux valgus. Ich kenne Frauen mit hübschen Füßen, die ständig hohe Absätze tragen und die keinen Hallux valgus entwickelt haben. Somit kann man z. B. auch nicht sagen, daß der *hohe Absatz* die Ursache des Hallux valgus sei.

Griss, Marburg: Herr Zippel wollte zu diesem Thema noch etwas sagen.

Zippel, Hamburg: Eine Bemerkung zur *dynamisch-neuromuskulären Komponente.* Der Mensch ist im vorigen Jahrhundert vorwiegend außenrotiert gegangen. Warum er seit Anfang dieses Jahrhunderts die Füße vorwiegend parallel aufsetzt, ist eine ungeklärte Frage. Hat der Jugendstil dazu beigetragen? Wenn der Fuß außenrotiert abgerollt wird, liegt ein völlig anderes Innervationsmuster vor. Die Zehen spreizen sich.

Dick, Basel: Es ist eine Frage aus dem Auditorium eingegangen, die die Klärung der *Nomenklatur* betrifft. Es wird gefragt, wie es sich mit dem *M. abductor hallucis* verhält. Dieser Muskel würde doch adduzieren. Heißt es deshalb nicht: „Musculus adductor hallucis?"

Imhäuser, Köln: Über die international festgelegte, anatomische Nomenklatur können wir nicht streiten und sie nicht abändern.

Wir wollen nun aber noch die Frage der *dynamischen Faktoren* näher betrachten: Wie kommt z. B. der *M. abductor hallucis* auf die *Plantarseite?* Hohmann hat schon darauf geachtet und diesen Muskel immer rückverlagert. Diese Rückverlagerung ist sehr wirksam. Man sieht dies daran, daß gelegentlich Überkorrekturen vorkommen.

Irgendein Vorgang muß doch diesen Muskel in eine regelwidrige Position bringen. Ähnliche Beobachtungen kennen wir ja auch bei länger bestehendem Klumpfuß. Auch dabei gibt es sekundäre Veränderungen der Insertionen.

Brussatis, Mainz: Herr Imhäuser, Sie haben eben gesagt, Hohmann hätte vor Jahren darauf hingewiesen, daß bei der Rückverlagerung des M. abductor hallucis das Metatarsophalangealgelenk in Überkorrektur geraten könne. Stimmt das wirklich? Hat Hohmann das so gesagt? Ist es nicht vielmehr so, daß wir diese Überkorrekturen heute besonders dann sehen, wenn wir Weichteiloperationen auf der Lateralseite des Metatarsophalangealgelenks gemacht haben, wie z. B. die Durchtrennung der beiden Anteile des M. adductor hallucis. Hier entstehen hochgradige Muskeldekompensationen.

Imhäuser, Köln: Sie haben Recht, Herr Brussatis: Wenn der „Abduktor" fehlt, und zwar durch Basisresektion der Grundphalanx, dann kann eine Imbalance auftreten.

Meine Frage ist aber nach wie vor: Wie kommt dieser Muskel an die Plantarseite? Ist es vorstellbar, daß dies im Zusammenhang steht mit einer *Verdrehung des Metatarsale I?* Die Drehung der Großzehe sehen wir vor und nach Hallux valgus-Operationen häufig. Herr Euler hat ein schönes Bild in seinem Vortrag gezeigt. Bei dieser Hypothese würde verständlich sein, warum die normalerweise stabile Lage der Sesambeine und der langen Beugesehne beim Hallux valgus aufgegeben wird, und auch warum der M. abduktor hallucis auf die Beugeseite gerät. Ich wäre den Anatomen dankbar, wenn sie diese Frage untersuchen würden.

N. N.: Das wäre durchaus möglich. Ich möchte aber zu bedenken geben, daß der „Abduktor" ja nicht nur an der Grundphalanx ansetzt, sondern auch am medialen Sesambein. Stellt man sich vor, das Metatarsale I würde sich drehen und „herauswandern", so bliebe das mediale Sesambein an Ort und Stelle durch den „Flexor" fixiert. Ich kann mir sehr gut vorstellen, daß die Wirkung oder die Zugkraft des „Abduktor" auf das mediale Sesambein größer ist als auf die Grundphalanx. Ob er die Grundphalanx mitdreht, müßte man noch genauer untersuchen.

Debrunner, Luzern: Ich glaube auch, daß hier noch etwas zu erforschen ist. Die *Ansätze* des *M. abductor hallucis* sind ja *sehr verschieden.* Ich erinnere auch an die Plattfußstudien von Niederecker, der eine große Variationspalette von Muskelansätzen gefunden hat. Ich kann mir sehr gut vorstellen, daß einer der Erbfaktoren, die heute schon mehrfach erwähnt worden sind, für die Lage des Ansatzes der Sehnen eine Rolle spielen kann. Wenn Sie operieren, finden Sie den Abductor hallucis oft nicht leicht. Sie suchen ihn dort, wo er an der Phalanx ansetzt. Diese Portion ist aber gelegentlich sehr schwach ausgebildet. Man muß versuchen, die Abduktorsehne vom Sesambein teilweise abzulösen. Ich habe gesehen, daß eine sehr schöne funktionelle Geradstellung der Großzehe möglich ist, sobald z. B. nach einer spärlichen Basisresektion die Abduktorsehne freigelegt und an die medialen Anteile des Lig. phalangometatarsale inseriert wird. Die guten Ergebnisse halten über Jahre und Jahrzehnte an. Wenn die lateralen Insertionsanteile an der Basis der Grundphalanx abgetrennt werden, kann es zu einem starken Hallux varus kommen, der reoperiert werden muß. Im Bereiche des Großzehengrundgelenks liegen außerordentlich komplizierte Gebilde vor, die man als *Acetabulum für das Metatarsaleköpfchen* betrachten kann. Alle Teile wirken als Ganzes zusammen und müssen berücksichtigt werden.

Imhäuser, Köln: Das sind sicherlich *komplizierte Verhältnisse.* Im übrigen warf ich die Frage nach der Drehung auch deshalb auf, weil mir bei einer Drehung des Metatarsale I um seine Längsachse die Luxation des lateralen Sesambeins viel plausibler vorkommt. Noch eines kommt dazu: Wenn Sie den „Abduktor" freilegen, dann ist er nur scharf vom M. flexor hallucis brevis zu trennen. Das spricht für das kompakte System der Kapsel-Sehnen-Anteile in dieser Region. Ich sehe an der zustimmenden Äußerung der Anatomen, daß sie dieser Frage einmal nachgehen wollen. Das würde uns vielleicht weiterbringen, v. a. wenn das ligamentäre System genauer überprüft würde, wie das Herr Debrunner angesprochen hat.

Fischer-Wasels, Bremen: Ich möchte etwas zur *Dynamik* und zur *Funktion* sagen. Ich glaube, die Funktion ist bei dem ganzen Problem viel wichtiger als die Anatomie. Wer über 30 Jahre in einer orthopädischen Praxis gewesen ist, weiß, daß etwa schätzungsweise 90–95% der Spreizfüße mit Hallux valgus bei den Damen auftreten. Nur wenige Prozent der Männer bekommen einen Schiefzeh. Ich meine deshalb, der *Schuh* ist *das Entscheidende.* Sie alle kennen den Damenschuh: Er ist viel zu dünn, zu schmal, vorne meistens zu spitz und besitzt einen viel zu hohen Absatz. In welchem Gefängnis sitzt der Fuß! Fragen Sie einmal die Damen, ob sie darauf verzichten wollen. Sie denken gar nicht daran. Die Mode ist ein Kommandeur! Alle rennen der Mode nach. Der Schuh müßte noch mehr eingehend auf seine funktionelle Bedeutung hin untersucht werden. Ich denke an die modernen Geräte, auch an die Elektromyographie.

Dick, Basel: Es liegt noch eine Frage an Herrn Eulert vor: „Ist das Ausmaß der Beschwerden beim Hallux valgus abhängig von der Stärke der Fehlstellung des 1. Strahles?"

Eulert, Tübingen: Grundsätzlich sind die Beschwerden ja nicht nur am 1. Strahl lokalisiert, sondern v.a. auch im Bereich der übrigen Metatarsalia. Je schwerer ein Hallux valgus ausgeprägt ist, je stärker eine Subluxation im Grundgelenk vorliegt, um so weniger bestehen Schmerzen im Bereiche des 1. Strahles. Die Schwere eines Hallux valgus ist also nicht direkt proportional der Schmerzhaftigkeit im Bereiche des Grundgelenks einschließlich der Sesambeine.

Darf ich noch etwas zur Diskussion hinzufügen, die sehr fruchtbar war? Sie hat für meine Begriffe gezeigt, daß die Ätiologie weiterhin unklar ist und wir bei unseren Entscheidungen über unser operatives Vorgehen in dieser Hinsicht keine Hilfe erwarten können. Wir müssen uns aber für dieses oder jenes Verfahren entscheiden. Dabei spielen das klinische Bild sowie die Röntgenparameter die wichtigste Rolle. Die operative Planung darf nicht über den Daumen gepeilt werden. Wir müssen die entsprechenden Winkel messen und bestimmte Längenverhältnisse berücksichtigen.

Tillmann, Bad Bramstedt: Ich möchte noch zu 2 Diskussionspunkten Stellung nehmen, von meinem Vortrag aber nicht zuviel vorwegnehmen: Ich beziehe mich auf den *rheumatischen Fuß* und das *Problem* der *Torsion:* Wir sehen natürlich beim Rheumatiker, bei dem die Bandverhältnisse auch in den Tarsometatarsalgelenken und in den Intermetatarsalgelenken wesentlich schlechter sind als am normalen Fuß, sehr oft im Rahmen der Abduktion des Metatarsale I auch eine ganz deutliche Rotation im Sinne einer Pronation. Daß auch die Grundgliedbasis sich noch weiter verdreht, kann bei der Rekonstruktion ein erhebliches Problem werden. Das hängt auch mit den dorsalen Anteilen des Ansatzes der Abduktorsehne zusammen.

Beim Rheumatiker sehen wir oft, daß ein belassenes Sesambein mit destruierten Gelenkflächen erhebliche Beschwerden machen kann. Warum sollte das beim „normalen" Hallux valgus mit degenerativen Veränderungen anders sein?

Zur Anatomie

Timm, Lübeck: Der wesentliche Unterschied zwischen dem Großzehengrundgelenk und den anderen Zehengrundgelenken liegt in der *Größe* des Großzehengrundgelenks und im Vorhandensein von *Sesambeinen.* Letztere werden beim Gehen auf den Boden gepreßt. Sie liegen verschieden stark am Boden. Das Metatarsale I dreht sich auf der Stelle. Die Metatarsale-II- bis Metatarsale-IV-Köpfchen stehen sowieso etwas weiter nach distal und rollen bei jedem Abrollen um mehrere Millimeter nach vorn (wenn der Radius des Köpfchens etwa 0,8 cm beträgt, so gilt bei 90° Abrollung: $2 \, r \cdot p/4 = 5 : 4 = 1,25$ cm). Das Köpfchen wandert also um 1,25 cm nach vorn, damit *wandert* auch der *Drehpunkt* des Fußes *nach vorn.* Das Köpfchen des Metatarsale I schwebt dann praktisch in der Luft. Es hat keinen direkten Bodenkontakt und wird nur bis zu einem Abrollwinkel von etwa 60° belastet. Die Belastung der Metatarsale-I- und Metatarsale-V-Köpfchen liegt zeitlich sicher vor der Belastung der anderen Köpfchen. Vielleicht wäre man mit Hilfe einer Kistler-Platte in der Lage, die Druckverhältnisse unter dem Vorfuß und den Zeitablauf festzustellen. Leider hatte ich dazu bisher noch keine Gelegenheit.

Die Gefahr beim Hallux valgus liegt nicht beim „Abrollen", sondern vor dieser Phase, und zwar bei voller und zu starker medialer Belastung des Fußes.

Ich habe versucht, bei den Herren Anatomen Prof. Traut und Kühnel aus Lübeck etwas über die histologische Struktur des Zwischengewebes unter den Sesambeinen und den Metatarsale-II- bis Metatarsale-IV-Köpfchen zu erfahren. Sie konnten mir so wenig Genaues sagen wie Herr Prof. Tillmann aus Kiel. Meines Erachtens muß das Lager, auf dem ein Knochen sich punktförmig dreht oder rollt, unterschiedlich gestaltet sein. Das Bild des Hallux valgus und ein Längsschnitt durch den 1. Strahl in der Senkrechten erinnert mich an eine „Einsteckkiste" eines Stabhochspringers (Sport-Brockhaus, S. 456). Es kommt auf den festen Standpunkt an. Der Stab wird fest gegen den Boden des Kastens und seine Vorderwand gestoßen. Das passiert eigentlich auch dem Köpfchen des Metatarsale-I-Knochens.

Funktionell ist der Druckpunkt des Hallux valgus sicherlich sehr wichtig. Er markiert das Unterstützungsdreieck des Fußes beim Stehen auf einem Bein. Wenn der Fußpunkt der Schwerlinie des Beines in das durch den Fuß begrenzte Dreieck fällt, ist alles gut. Fällt das Lot aber weiter medialwärts, muß der Körper versuchen, sein Unterstützungsdreieck medial zu verbreitern. Der Metatarsale-I-Knochen wird abgespreizt und gleichzeitig auch etwas proniert. Solange dies bei freier Zehenbeweglichkeit möglich ist, mag es gehen. Ist der Großzeh aber fest und durch den Schuh in Valgusstellung gedrückt, wird das Metatarsale I vorn nicht mehr genügend abgestützt. Die Gelenkdeformierung beginnt v.a., weil sich das Köpfchen allein bewegen muß.

Mir scheint es sehr wichtig, daß man sich den *belasteten Fuß* auch *von hinten ansieht* und eine gute Stellung von Ferse und Talus sicherstellt. Dann fällt auch das Lot richtig. Eine Hallux-valgus-Behandlung ohne Beseitigung eines Knickfußes erscheint mir nicht ausreichend!

Man kann den Fußpunkt des Lotes ganz einfach feststellen: Ich lasse die Leute einen Gürtel umbinden, an dem vorn ein nach vorn gerichteter Draht horizontal befestigt wird. In etwa 30 cm Entfernung hängt ein kleines Lot herunter auf eine zweite Fußumrißzeichnung. Man sieht sehr schön, wie mit jeder Körperbewegung der Fußpunkt des Lotes wandert.

Zum Thema gehört auch das *leidige Schuhproblem:* Ich denke an ein Werbeposter einer Weltfirma, die sich in der Herstellung verschiedener Sportschuhe sehr engagiert. Auf dem genannten Werbeposter ist der 1. Zeh mit Sicherheit falsch gezeichnet. Dies ist nur ein Beispiel. Die Damenschuhe und auch die Kinderschuhe lassen dem Zeh noch viel weniger Raum. Deshalb stimmen die für den „AKA 64" angegebenen Formen und Werte alle nicht. Die Kinderschuhe lassen den etwas erhöhten, nach vorn zu aufsteigenden Zehenspitzen keinen Raum in der Schuhspitze. Die Zehen können sich nach vorn zu kaum strecken, der Großzeh kann nicht nach vorn wachsen. Ich habe diese Verhältnisse sehr, sehr oft gemessen. Den Müttern rate ich grundsätzlich, eine Schuhnummer größer zu kaufen als WMS angibt. Für die ersten Monate sollte zunächst in den zu großen Schuh innen an der Ferse ein 5–6 mm dickes, mehrschichtiges Polster aus dickem Leder eingeklebt werden. Die Mütter können etwa alle 4 Wochen eine Schicht dieses Polsters abziehen.

Die meisten Kinderschuhe sind vorn nicht hoch genug! Ich weiß deshalb keinen anderen Rat.

Natürlich besteht ein weiteres Problem in der *Form der Schuhe.* Warum sind die meisten der Kinderschuhe vorn innen um 10–20° valgisiert? Was soll das? Der Großzeh sitzt nun einmal an der Innenseite des Fußes. Wenn der Schuh aber nicht an der Innenseite, sondern in der Mitte den meisten Platz bietet, wird der Großzeh unweigerlich zur Seite gedrängt.

Zum Fußskelett: Vor einiger Zeit habe ich ein Fußskelett etwas abgeändert und dabei eine Beobachtung gemacht: Ich habe die Knochen des unteren Sprunggelenks durch dickere Gummibänder miteinander verbunden, ebenso die Ossa metatarsalia. An den Zehen habe ich kleine Drahtschlaufgelenke angebracht, damit sie sich etwa so wie in der Wirklichkeit bewegen lassen. Danach stellte ich fest, daß die Drehung des Talus im unteren Sprunggelenk sehr wichtig ist. Mit der Einwärtsdrehung von Bein und Talus auf der subtalaren Fußplatte kommt es zur vollständigen Fußsenkung. Das Metatarsale I spreizt sich weiter an, der Großzeh geht, soweit er kann, mit. Der Hallux trägt die volle Last bis zur Abwinklung gegenüber dem Boden von etwa 60°. Dann steht er frei.

Ab 60° erfolgt die Abrollung wohl nur über die Metatarsalia II–IV. Durch Änderung der Belastung kann wieder eine normale Funktion zustandekommen. Die Muskulatur, v.a. die kleinen Fußmuskeln, dürften kaum etwas mit der Entstehung eines Hallux valgus zu tun haben. Sehr wichtig sind dagegen die drehenden Komponenten der Hüftstrecker, die den durch Reibung auf den Boden fixierten Fuß entscheidend mitformen.

Der rheumatische Hallux valgus

K. Tillmann und P. Raunio

In seiner Monographie über den rheumatischen Fuß hat schon 1956 Vainio darauf hingewiesen, daß sich die chronische Polyarthritis auch primär an der Großzehe manifestieren kann. Ein sehr rasch progredienter Hallux valgus sollte zumindest den Gedanken an eine mögliche beginnende chronische Polyarthritis aufkommen lassen.

Der früher verbreiteten Ansicht, daß bei der chronischen Polyarthritis die Tarsometatarsalgelenke von fibular nach tibial, also von der 5. zur 1. Zehe hin mit abnehmender Häufigkeit befallen würden – im Kontrast zur Arthritis urica –, sind wir durch eigene Untersuchungen begründet entgegen getreten (Tillmann 1977). Nach unserer Auszählung ist das Großzehengrundgelenk bei der chronischen Polyarthritis das am häufigsten befallene Zehengelenk überhaupt, wenngleich wir einen statistisch signifikanten Unterschied nur gegenüber dem deutlich seltener befallenen Metatarsophalangealgelenk IV haben nachweisen können.

Pathogenetische Überlegungen

In den Anfangsstadien entzündlich-rheumatischer Gelenkerkrankungen kann es klinisch wie auch radiologisch durchaus schwierig sein, die Differentialdiagnose zwischen einem rheumatischen und einem spreizfußbedingten Hallux valgus zu stellen. Erst die fortgeschrittenen Gelenkdestruktionen machen die Diagnose klar. Für Spätstadien ist die fibulare Luxation der Grundgliedbasen typisch. Unter anderem kann diese extreme Fehlstellung darauf zurückzuführen sein, daß die Abduktorsehne unter dem „Angriff" einer rheumatischen Bursitis von außen und der Gelenksynovitis von innen komplett zerstört wird. Auch kann durch destruierende Veränderungen der distale Ansatz der Abduktorsehne verlorengehen (Tillmann 1977).

Bemerkenswert ist, daß auch schon im Kindesalter bei juveniler chronischer Polyarthritis eine Valgusfehlstellung der Großzehe eintreten kann, wenn auch seltener und meist weniger ausgeprägt als beim Erwachsenen.

Von den pathogenetischen Überlegungen möchte ich nur Einzelaspekte darstellen. Der besonders häufige Befall des Talonavikulargelenks kann, wie schon Vainio (1956) betonte, ebenso zu einer schmerzhaften Entlastungshaltung des 1. Strahls mit der Folge einer Abflachung des Längsgewölbes und einer Elevation des Metatarsale I führen, wie der Befall des Großzehengrundgelenks selbst. Der Verlust des Längsgewölbes wie auch der häufige Befall der fibularen Tarsometatarsalgelenke führt wiederum zu einer Vorfußabduktion mit der Folge einer mehr fibularen Zugrichtung der Großzehenstrecksehne.

Hallux Valgus, Hrsg. Blauth
© Springer-Verlag: Berlin Heidelberg 1986

Hinweise zur Operation

Das sicher auch heute in Deutschland noch beliebteste und am weitesten verbreitete Operationsverfahren zur Korrektur des Hallux valgus, die Operation nach *Keller-Brandes*, hat sich für den rheumatischen Hallux valgus *nicht* bewährt. Schon Vainio (1956) hat vor dieser Operation beim Rheumatiker dringend gewarnt. Wird man im späteren Verlauf der Erkrankung durch nachfolgende Destruktionen der übrigen Metatarsophalangealgelenke gezwungen, die zerstörten 2.–5. Mittelfußköpfchen zu entfernen, so kommt es regelmäßig zu einem schweren Rezidiv der Valgusfehlstellung. Diesen Verlauf kann man auch dann beobachten, wenn bei der Vorfußkorrektur der 1. Strahl ausgelassen wird. Auch in diesem Falle kann man nach Durchführung einer etwa notwendigen Exzision der destruierten 2.–5. Mittelfußköpfchen eine unaufhaltsam fortschreitende Valgusfehlstellung beobachten (Tillmann 1977).

Unser *Standardoperationsverfahren* ist die *Neuformung* des fast immer schwer destruierten Metatarsale-I-Köpfchens entsprechend Hueter-Mayo mit gewissen Modifikationen, die der Krankheit Rechnung tragen: So ist in jedem Falle eine *Synovektomie* erforderlich. Die *destruierten Sesambeine* müssen meist *entfernt* werden. Die Defekte der plantaren Platte müssen durch sichere Raffnähte zumindest tibial verschlossen werden, um der Entstehung eines Hallux malleus vorzubeugen (Tillmann 1977).

Die Nachuntersuchungsergebnisse (Neumann 1978) erfassen überwiegend zufriedene Patienten, wenngleich nicht alle schmerzfrei wurden und auch in einer Reihe von Fällen Schwielenbildungen beobachtet wurden. Obgleich eine richtig durchgeführte Vorfußkorrektur einer der erfolgsversprechendsten operativen Eingriffe beim Rheumatiker ist, sollen die Probleme nicht verschwiegen werden. Keine andere Lokalisation bietet so viele Infektionen und Wundheilungsstörungen – teils bedingt durch die bei fortgeschrittenen Fällen regelmäßig vorhandenen schweren Gefäßveränderungen, teils durch die krankheitsbedingt verschlechterten Möglichkeiten der Fußhygiene. Die beste Gegenmaßnahme ist zweifellos eine extrem gewebeschonende, wenn auch zeitraubende Operationstechnik. Oftmals sind ausgedehnte plastische Hautverschiebungen erforderlich, um Wundtaschen und Abflußstörungen im Bereich mobilisierter, postoperativ faltenbildender Hautlappen zu verhindern.

Weitere Probleme

Ein weiteres Problem, welches im Zusammenhang mit dem rheumatischen Hallux valgus gesehen werden muß, stellen die Veränderungen des Interphalangealgelenks dar. Bei Bewegungseinschränkungen im Grundgelenk kommt es oftmals zu einer Überstreckung und Instabilität des oft ebenfalls rheumatisch destruierten Endgelenks. Neumann (1978) stellte fest, daß die Vernachlässigung eines rheumatisch destruierten Interphalangealgelenks ebenso zu Restbeschwerden führt, wie etwa das Belassen eines rheumatisch destruierten Sesambeines. Aus diesem Grunde ist es häufig nötig, die *Arthroplastik* des *Großzehengrundgelenks* mit einer *Arthrodese* des *Endgelenks* zu *kombinieren*. Die zentrale Verschraubung von distal nach proximal hat sich uns dabei als einfachste und erfolgssicherste Methode erwiesen.

Als *beste Methode* zur Korrektur extremer Valgusfehlstellungen hat Vainio (1956) die *Arthrodese* empfohlen. Wegen der Notwendigkeit einer langen Gipsfixierung ist diese Methode nicht für alle Rheumatiker geeignet. Die Resultate sind jedoch ausgezeichnet, und die Arthrodese scheint auch bei guter Stellung die Position der Nachbarzehen zu sichern.

Von Raunio et al. (unveröffentlicht) wurden die Ergebnisse von 35 Resektionsarthroplastiken und 30 Arthrodesen verglichen. Die Ergebnisse beider Verfahren ergaben ca. 3–4 Jahre nach der Operation keine signifikanten unterschiedlichen Resultate. Es bestand der Eindruck, daß die Ergebnisse von Resektionsarthroplastiken sich häufiger durch Rezidive der Valgusfehlstellung, Schmerzen und postoperative Hyperextension verschlechterten. Dagegen war bei den Arthrodesen fast immer eine nicht korrekte Stellung Ursache schlechter Resultate, also vermeidbar durch verbesserte Technik. Als *optimale Stellung* wurde eine Extension von 25° bei Männern und 30° bei Frauen angesehen – bei einem Valguswinkel von 10° zuzüglich des Intermetatarsalwinkels I/II, der normalerweise 5° beträgt. Ab einem Intermetatarsalwinkel von 6–7° wird eine Metatarsalosteotomie für überlegenswert gehalten.

Im Zeitalter der Endoprothetik muß natürlich auch die *Alloarthroplastik* Erwähnung finden. Wir selbst haben leider *sehr negative Ergebnisse* mit schlechten Rückzugsmöglichkeiten gesehen, die uns immer davon abhalten würden, eine Endoprothese routinemäßig primär zu verwenden – egal welche.

Die einzigen Endoprothesen, die nach unserem Wissen in größerem Umfange verwendet worden sind, sind die Platzhalter von Swanson (1972). Hier steht der einstämmige Ersatz der Grundgliedbasis zur Verfügung, daneben eine doppelstämmige Prothese, die den verbreiteten Fingerendoprothesen entspricht, aber kräftiger konstruiert ist – beide aus Silikonwerkstoff. Nach schlecht verlaufenen Voroperationen haben uns beide Endoprothesen schon gute Dienste geleistet, obgleich natürlich das Langzeitresultat aussteht und späte Komplikationen nicht auszuschließen sind. Der Vorteil liegt darin, daß man mit relativ geringem technischem Aufwand eine unglücklich verkürzte Knochenstrecke wieder verlängern und dadurch Position und Stabilität in relativ kurzer Zeit wiederherstellen kann. Nach unserer Erfahrung sind die Ergebnisse jedoch nicht besser als diejenigen einer Resektionsinterpositionsarthroplastik, die natürlich ein größeres operatives Geschick und mehr Erfahrung erfordert.

Gänzlich abzulehnen sind nach unserer Meinung zementierte Implantate, die der Belastung des Abrollvorganges nach unserem Dafürhalten nicht gewachsen sein können und zu kaum behandelbaren Fehlschlägen führen können.

Zusammenfassung

Die große Häufigkeit des rheumatischen Hallux valgus, der auch als Erstmanifestation der systemischen Erkrankung auftreten kann, wird betont. Besonderheiten der Pathomechanik werden dargestellt.

Für die operative Therapie wird – neben operationstechnischen Einzelheiten – die Bedeutung der Resektionsinterpositionsarthroplastik mit Neuformung des Metatarsale-I-Köpfchens herausgestellt. Vor der Brandes-Operation wird gewarnt. Alloplastische Verfahren werden kritisch beleuchtet. Ihre hauptsächliche

Bedeutung liegt u. E. in der Verbesserung der Rekonstruktionsmöglichkeiten vor-
operierter Zehen.

Der Wert versteifender Operationen, v. a. an den Grund-, aber auch an den
Endgelenken wird hervorgehoben – am Grundgelenk im Vergleich mit den Re-
sektionsverfahren. Die Notwendigkeit einer korrekten Position der Arthrodese
wird besonders betont.

Literatur

Hueter C (1871) Klinik der Gelenkkrankheiten. F.C.W. Vogel, Leipzig (1. Bd., 338 pp)
Mayo CH (1908) The surgical treatment of bunions. Ann Surg 48:300
Neumann RG (1978) Die operative Korrektur der rheumatischen Vorfußdeformierung.
    Ver Dtsch Ges Rheumatol 5:97
Swanson AB (1972) Implant arthroplasty for the great toe. Clin Orthop 85:75
Tillmann K (1977) Der rheumatische Fuß und seine Behandlung. Enke, Stuttgart
Vainio K (1956) The rheumatoid foot. A clinical study with pathological and roentgeno-
    logical comments. Ann Chir Gynaecol [Suppl 1] 45

Der angeborene Hallux valgus

P. Hippe und S. Sönnichsen

Beim Hallux valgus handelt es sich um eine häufige, meist sekundäre Fehlstellung des Großzehs, die bei Erwachsenen häufiger als bei Jugendlichen und Kindern beobachtet werden kann.

Berichte in der Literatur über eine *angeborene,* also primäre Fehlstellung des Großzehs sind selten.

So beschreibt Klar 1906 einen Patienten, der „mit aller Bestimmtheit angab, daß er die krummen Zehen seit seiner Geburt besitze". Auch seine Mutter und 3 seiner 7 Geschwister hätten die gleiche Deformität aufgewiesen.

Das Röntgenbild dieses Patienten zeigt einen typischen Spreizfuß mit Hallux valgus. Nur weil in der Sippe über 3 Generationen die Fehlstellung des Großzehs beobachtet wurde, meinte Klar, daß es sich um einen angeborenen Hallux valgus, zumindest aber um eine angeborene Disposition zu dieser Deformität handele.

Nilsonne (1924) berichtet von einem Patienten, der hochgradig deformierte Grundphalangen der Großzehen aufwies, links in Pyramidenform, rechts trapezförmig in Subluxationsstellung.

Rütt (1961) nennt als Ursache für einen Hallux valgus congenitus eine einseitige Wachstumsstörung der Grundgelenkepiphyse. Meist sei der Hallux valgus nur ein Symptom oder eine Folge einer Poly- oder Syndaktylie. Tachdjian (1985) beschreibt einen Hallux valgus congenitus, bei dem nur die distale Phalanx nach lateral abwich. Er bezeichnete diesen Zeh als „Hallux valgus interphalangeus".

Allen diesen Großzehendeformitäten *gemeinsam* ist eine *Fehlanlage* oder eine *Fehlstellung* der *Metatarsalia.*

Uns interessierte nun die Frage, ob ein Hallux valgus congenitus ausschließlich mit anderen Mißbildungen kombiniert vorkommt oder ob die Valgusdeformität des Großzehs auch ohne sichtbare Fehlanlagen beim Neugeborenen beobachtet werden kann.

Eigenes Krankengut

Wir fanden in unserem Archiv 16 Patienten, bei denen der Hallux valgus schon bei der Geburt vorlag. Eine große Gruppe, nämlich 11 Patienten, weisen Spaltfüße unterschiedlicher Ausprägung auf. Die Valgität liegt im Grundgelenk des Großzehs, Metatarsalia II–V können Fehlanlagen zeigen. Das Metatarsale I steht in Varusposition, der Großzeh weicht in die Valgität ab (Abb. 1). Ob dieser Deformität ursächlich auch muskuläre Fehlanlagen oder fehlerhafte Insertionen zugrunde liegen, können wir nicht beantworten.

Einer unserer Patienten mit Spaltfuß zeigt eine Lateraldeviation im Grund- und im Endgelenk. Die Valgusposition im Grundgelenk ist die Folge eines Metatarsus varus; im Interphalangealgelenk sehen wir die Ursache in der Trapezform der Phalangen (Abb. 2).

Hallux Valgus, Hrsg. Blauth
© Springer-Verlag: Berlin Heidelberg 1986

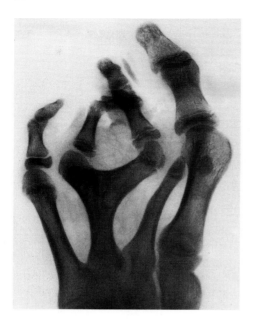

Abb. 1. H. I., 05. 05. 1974. Spaltfuß mit Y-förmigem Metatarsale III und Hallux valgus congenitus

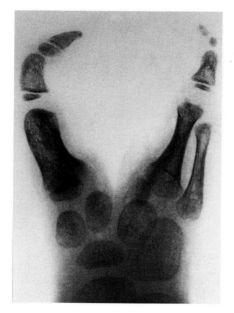

Abb. 2. M. B., 04. 05. 1973. Spaltfuß: Varusposition des Metatarsale I, Valgusfehlstellung des Großzehs im Grund- und Endgelenk

Bei 2 der Patienten liegt dem Hallux valgus ein Pes varus congenitus zugrunde. Hier müssen wir als Ursache Fehlinnervationen und/oder Fehlinsertionen der Muskulatur diskutieren (Abb. 3).

Die Varusposition des Metatarsale I und ein Hallux valgus wird bei einer Patientin durch ein Ekchondrom am Metatarsale III unterhalten (Abb. 4).

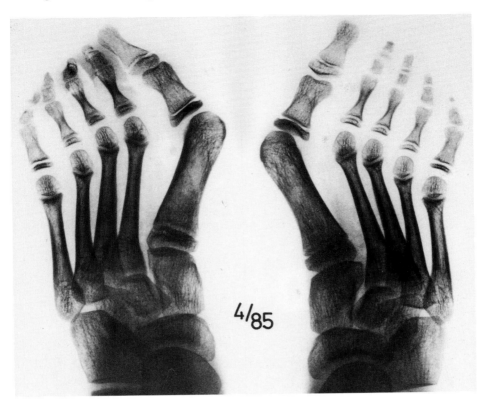

Abb. 3. H. T., 19. 09. 1975. Pes varus congenitus mit Hallux valgus congenitus

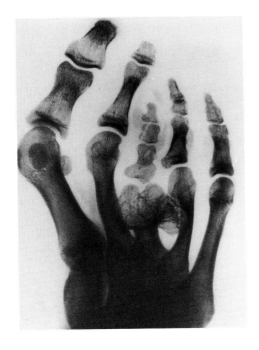

Abb. 4. H. A., 30. 08. 1971. Hallux valgus congenitus und Spreizfuß durch Ekchondrom am Metatarsale III

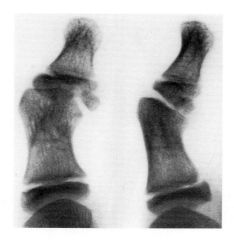

Abb. 5. R. C., 07. 04. 1975. Hallux valgus interphalangeus bei Ossifikationsstörungen

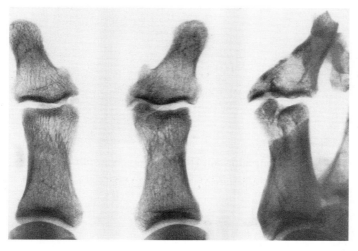

Abb. 6. B. L., 16. 10. 1951. Hallux valgus interphalangeus bei Fehlformen der Endphalangen beidseits (*rechtes Bild* Schrägaufnahme eines Zehs)

Schließlich sehen wir bei 2 Patienten die Fehlstellung nur im Interphalangealgelenk; einmal ist die Ursache eine Ossifikationsstörung an der Gelenkrolle lateral-distal der Grundphalanx (Abb. 5), beim zweiten Patienten besteht beiderseits eine Fehlform der Endphalanx, wie a.p.- und Schrägbild erkennen lassen (Abb. 6).

Auch nach Durchsicht unserer Archivunterlagen kommen wir zu dem Schluß, daß ein *Hallux valgus congenitus immer* in *Verbindung mit anderen Fehlbildungen* wie Spaltfuß oder angeborenen „Tumoren" vorkommt. Das Metatarsale I steht immer in einer Varusposition. Außerdem sehen wir die Valgusdeviation im Grundgelenk des Großzehs auch ohne Spreizfuß oder Varusfehlstellung des Metatarsale I bei metrischen und/oder numerischen Variationen, z. B. Dreigliedrigkeit des Großzehs oder Doppelanlage.

Bei einer kleinen Gruppe ohne begleitende knöcherne Mißbildungen im Vorfußbereich kommt es zum Hallux valgus durch einen Pes varus congenitus.

Hier müssen wir aber zusätzlich Insertionsanomalien der Muskulatur, Fehlinnervationen oder Fehlanlagen der Weichteile diskutieren.

Therapie

Die *Behandlung* des Hallux valgus congenitus richtet sich nach der Art der Fehlanlage, die ursächlich die Fehlstellung des Großzehs beeinflußt hat.

Konservative Maßnahmen sind frühzeitig gerechtfertigt bei Mittelfußfehlstellungen (Pes adductus) und Hallux valgus congenitus. Schon vor Laufbeginn sollte versucht werden, durch Gipsredressionen und Schienchen die Fehlstellung zu beseitigen. Unseres Erachtens besteht nur bei diesen seltenen Fällen Aussicht auf Erfolg.

Alle anderen angeborenen Deformitäten können nur durch *operative* Eingriffe dauerhaft beseitigt werden. Der *Operationszeitpunkt* ist dann gegeben, wenn Probleme mit dem Schuhwerk auftreten oder Zehen einander überkreuzen. Einige Beispiele sollen die individuellen Behandlungskonzepte verdeutlichen:

Bei einem Spaltfuß mit Y-förmigem Metatarsale III wurde in einem ersten Schritt die Osteotomie der Knochengabel und des Metatarsale II durchgeführt. Die 2. Zehe mit distalem Metatarsalerest stellten wir auf den proximalen 2. Mittelfußstumpf und korrigierten das Metatarsale III mit der 3. Zehe. Die Fragmente wurden mit Kirschner-Drähten über 6 Wochen fixiert (Abb. 7). Danach Kramer-Osteotomie des Metatarsale I zur Beseitigung des Hallux valgus (Abb. 8).

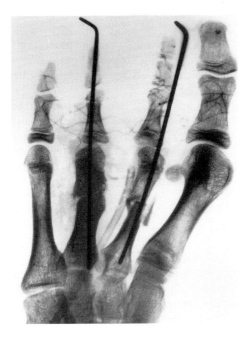

Abb. 7. H. I., 05. 05. 1974 (s. Abb. 1). 1. Operation: Osteotomien der Metatarsalia II und III, Zehenkorrekturen

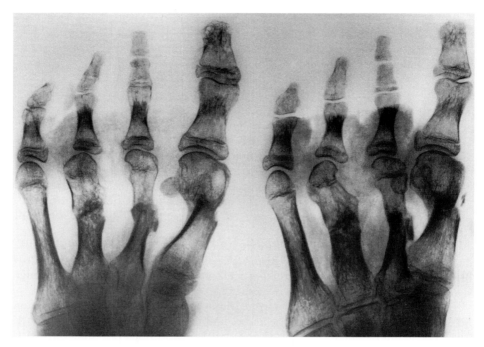

Abb. 8. H. I., 05. 05. 1974 (s. Abb. 1). 14 Wochen nach Korrektur der Metatarsalia II und III, 8 Wochen nach Kramer-Osteotomie des Metatarsale I

Die dauerhafte Korrektur eines Hallux valgus bei Spaltfuß wie in Abb. 2 erreichen wir nur durch basisnahe Osteotomien der Metatarsalia zur Spaltverschmälerung mit anschließender Osteotomie an den Zehen.

In einem anderen Fall (Abb. 4) wird zunächst das Ekchondrom reseziert und der Mittelfußknochen mit kortikospongiösem Beckenspan aufgebaut und verlängert. Erst in zweiter Sitzung wird der Hallux valgus durch Kramer-Osteotomie korrigiert.

Fehlstellungen des Mittelfußes wie in Abb. 3 können durch Basisosteotomie des Metatarsale I (möglicherweise auch mehrere Metatarsalia) beseitigt werden. Erst danach sind Weichteiloperationen am Großzeh erfolgversprechend. Weil Korrekturen am wachsenden Skelett vorgenommen werden, sind länger dauernde Schienenbehandlungen und regelmäßige Kontrollen mindestens bis Wachstumsabschluß notwendig.

Zusammenfassung

Anhand 16 eigener und 4 aus der Literatur bekannter Patienten zeigen die Autoren, daß der Hallux valgus congenitus immer mit anderen Fehlbildungen im Vorfußbereich gemeinsam vorkommt. Liegen dem Hallux valgus congenitus keine knöchernen Fehlanlagen wie Polydaktylie oder Dreigliedrigkeit am 1. Strahl zugrunde, ist das Metatarsale I immer in Varusfehlstellung zu finden. Insertionsanomalien oder Fehlinnervationen der Muskulatur sowie Fehlanlagen der Weichteile müssen als Ursache zusätzlich diskutiert werden.

Ein Hallux valgus congenitus wird nur in Ausnahmefällen konservativ zu behandeln sein. Voraussetzung für eine erfolgreiche und dauerhafte Beseitigung des Hallux valgus congenitus ist die operative Korrektur der primären Fehlanlage; dieses wird an einigen Beispielen gezeigt.

Literatur

Klar M (1906) Über angeborenen Hallux valgus. Z Orthop Chir 15:36–39
Nilsonne H (1924) Über Hallux valgus congenitus. Z Orthop Chir 43:619–622
Rütt A (1961) Zehendeformitäten. In: Hohmann G, Hackenbroch M, Lindemann K (Hrsg) Handbuch für Orthopädie, Bd 4/2. Thieme, Stuttgart, S 1130
Tachdjian MO (1985) The child's foot. Saunders, Philadelphia London Toronto, pp 344–346

Der Hallux valgus bei Zerebralparese

M. Feldkamp

Die Ähnlichkeit des Hallux valgus beim Patienten mit Zerebralparese mit derselben Fehlstellung bei gesunden, fast immer weiblichen Erwachsenen ist gegeben. Die Ätiologie und Pathogenese weist jedoch auf ganz andere Mechanismen hin.

Der Hallux valgus entwickelt sich bei Zerebralparesen regelmäßig im Zusammenhang mit einer Knick-Plattfuß-Fehlstellung, und dies tritt oft schon ausgesprochen früh auf.

Der Spastikerfuß ist infolge der Muskelfehlkoordination ein recht primitiv gesteuertes Instrument: Bei schwerer doppelseitiger Spastik (und nur bei derselben – die Hemiplegie zeigt völlig andere Pathomechanismen) vermissen wir die Tätigkeit sämtlicher intrinsischer Fußmuskeln und ebenso des Tibialis anterior (Tabelle 1). Der Fuß gehorcht dann ausschließlich den spastischen Kräften, die die übrigen langen Muskeln ausüben. Im Rückfuß bildet sich der Spitzfuß, der zur Steilstellung des Talus und zur Valgusentwicklung führt. Dieses Geschehen ist nicht abhängig von der Belastung: Die Kinder belasten oft wenig und manchmal gar nicht, vielmehr besteht eine positive Relation zur Schwere des Grundleidens.

Der Knick-Plattfuß-Fehlstellung liegt ja eine fehlende Torsion der Fußstrahlen umeinander zugrunde. Damit verbunden ist aber eine Parallelstellung der Achsen des Talonavikulargelenks und des Kalkaneokuboidgelenks, damit ist der Vorfuß instabil. Es kommt zur Vorfußabduktion, und gleichzeitig wird die Innenkante Belastungsfläche. Der Bau des Fußskeletts leistet dem Vorschub: Der Rückfuß tendiert bei Gewichtsbelastung zum Abgleiten in Valgusstellung, und das Metatarsale-I-Köpfchen weicht mangels Muskelansatz den herrschenden Kräften. Beim Di- oder Tetraplegiker sind diese Entwicklungen extrem (Abb. 1): Der Vorfuß kann um massive Beträge abduziert sein, und Fußstellungen wie bei Charlie Chaplin sind keine Seltenheit.

Tabelle 1. Reflexaktivitäten am Spastikerfuß

	Plantar-flexion	Dorsal-flexion	Supination	Pronation	Zehen-beugung	Zehen-streckung
Trizeps	+ + +					
Tibialis posterior	+		+ + in Spitzfuß-stellung			
Fibularis longus	+			+ + +		
Zehenflexoren (lang)	+				+ + + in Mittel-stellung	
Zehenextensoren (lang)		+		+		+ + + in Spitzfuß-stellung

Hallux Valgus, Hrsg. Blauth
© Springer-Verlag: Berlin Heidelberg 1986

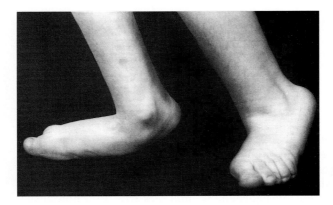

Abb. 1. Die Valgusdeformität des Spastikerrückfußes geht mit einer Valgusabweichung der Großzehe und der übrigen Zehen einher. Der Fuß rollt über die quergestellte Großzehe ab

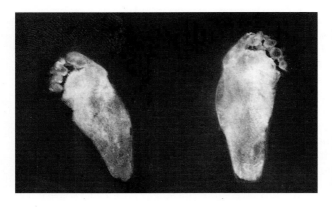

Abb. 2. Die Fußabdrücke zeigen neben der schweren Valgusdeformität die Flexionskontrakturen der Zehen

Gleichzeitig finden wir praktisch immer das obere Sprunggelenk funktionell fixiert: Es übt seine Scharniertätigkeit nicht aus. Dies steht im Zusammenhang mit der Muskelsteuerung und nicht mit der Achillessehnenverkürzung! Der so fixierte Fuß gerät im Moment der Gewichtsübernahme unter den Einfluß des einschießenden Innenrotationsspasmus. Dieser wirkt bei festgestelltem Fuß zusätzlich valgisierend.

Der Abrollvorgang verläuft also schräg über einen im oberen Sprunggelenk fixierten, in den unteren Gelenken instabilen Fuß. Er rollt über das Talonavikulargelenk und über das Großzehengrundgelenk. Dieses hat den größten Bodendruck, da es am Ende der Abrollphase nicht entlastet wird, sondern zu Beginn der Schwungphase noch am Boden haftet. Damit wird die Großzehe quergedrückt, ihre Längsachse wird zur Rolle! Dies betrifft auch alle anderen Zehen in ähnlicher Weise, soweit sie den Boden überhaupt berühren.

Spastische Einschüsse betreffen neben der Achillessehne ganz bevorzugt auch die Zehenbeuger (Abb. 2). Wir finden aber die Zehenbeuger in der Pronationshaltung nach lateral verrutscht, und so bewirken sie aktiv eine immer stärkere Valgusabweichung sämtlicher Zehen.

Die spastischen Aktivitäten der langen Fußmuskeln führen also die totale Valgusdeformität des Fußes und der Zehen herbei. Die Spreizkomponente fehlt oder entwickelt sich erst spät. Auch die synonyme Fehlstellung des 5. Strahls wird ver-

Tabelle 2. Vergleich der Befunde bei Tetraspastik und beim Gesunden

Hallux valgus bei Tetraspastik	Hallus valgus beim Gesunden
Rückfuß in schwerer Valgusfehlstellung	Nicht
Zusammenhang mit Talussteilstellung	Absatzhöhe
Keine Bedeutung von spitzen Schuhen	Besteht
Insuffizienz aller intrinsischen Muskeln	Ungleichgewicht
Ätiologische Bedeutung der Zehenbeuger	Nicht primär
Kein Zusammenhang mit Spreizfuß	Besteht
Alle Zehen gleichsinnig abgewichen	Nicht
Kleinzehenadduktion fehlt	Besteht oft
Rotation der Großzehe im Pronationssinn	Gering
Kein Zusammenhang mit Skelettform	Besteht: „ägyptischer" Fuß

mißt. Das Ausmaß der Fehlbildung wird von der Schwere der Spastik, viel weniger von der Belastungsintensität bestimmt.

Da nur sehr selten über Beschwerden geklagt wird, werden operative Maßnahmen nur ausnahmsweise erforderlich. Sie sind zudem sehr rezidivbelastet. Wichtig erscheint uns die prophylaktische Berücksichtigung der Zehenflexoren, besonders des M. flexor hallucis longus im Zuge von Achillessehnenverlängerungen. Da die Zehenflexoren bei Spitzfußstellung nicht anspannen, kann man ihre Verkürzung erst nach Durchtrennung der Achillessehne feststellen.

Abschließend möchten wir anhand der Tabelle 2 die Gemeinsamkeiten und Differenzen der Hallux-valgus-Fehlstellung beim Gesunden und beim Zerebralparetiker aufzeigen.

Zusammenfassend können folgende Feststellungen getroffen werden:

Der Hallux valgus bei Zerebralparese geht einher mit einer Valgusfehlstellung des Rückfußes und der übrigen Zehen. Er wird begünstigt durch

1) statische Kräfte: das Körpergewicht und die Bodenreibung beim zehenschleifenden Gang;
2) dynamische Kräfte: Beim Fehlen der intrinsischen Muskelaktivität begünstigen die spastischen Fußmuskeln die Valgusfehlstellung. Hinzu tritt die Innenrotationsspastik der Hüfte in der Standbeinphase, die den festgestellten Fuß relativ zum Knie in die Valgusfehlstellung bringt. Die dabei luxierten Zehenbeuger tragen nachhaltig zur weiteren Verstärkung der Zehenvalgität bei.

Literatur

Banks HH (1975) The foot and ankle in cerebral palsy. In: Samilson RL (ed) Orthopedic aspects of cerebral palsy. Heinemann, London

Bernbeck R, Dahmen G (1983) Fußdeformitäten. In: Kinderorthopädie, 3. Aufl. Thieme, Stuttgart

Bleck EE (1979) Orthopaedic management of cerebral palsy. Saunders, Philadelphia

Debrunner AM (1985) Die Störungen des Bewegungsapparates in Klinik und Praxis, 2. Aufl. Huber, Bern Stuttgart

Feldkamp M (1981) Fußdeformitäten bei Kindern mit Zerebralparese. Krankengymnastik 33:485

Hofer E, Hofer WDH, Kammeringer WD (1981) Langzeitergebnisse nach Hallux valgus-Operationen. In: Murri A (Hrsg) Der Fuß. Med.-Lit. Verlagsgesellschaft mbH., Uelzen

Marquardt W (1965) Die theoretischen Grundlagen der Orthopädie-Schuhmacherei. Maurer, Geislingen

Rabl CRH (1975) Orthopädie des Fußes, 5. Aufl. Enke, Stuttgart

Ramach W, Stockinger G (1981) Die Fußform als ätiologischer Faktor von Hallux valgus und Hallux rigidus. In: Murri A (Hrsg) Der Fuß. Med. Lit. Verlagsgesellschaft mbH., Uelzen

Steindler A (1955) The pathomechanics of the paralytic gait. In: Kinesiology. Thomas, Springfield

Thom H (1982) Deformitäten im Bereich der unteren Extremitäten. In: Die infantilen Zerebralparesen. Thieme, Stuttgart

Prophylaxe und konservative Behandlung des Hallux valgus

R. Baumgartner

Prophylaxe

Der Hallux valgus gilt allgemein als Nebenprodukt unserer Zivilisation. Der Zusammenhang mit dem Tragen nichtpassender Schuhe v. a. während des Wachstums läßt sich nicht übersehen. Die Berichte sind eindeutig und übereinstimmend, stammen sie nun aus Afrika, aus Hongkong oder aus Japan. Regelmäßig trat mit der Einführung westlicher Fußbekleidung als ungebetener Gast der Hallux valgus in Erscheinung. Dabei sind unter westlicher Fußbekleidung Schuhe zu verstehen, die möglichst elegant auszusehen und außerdem noch erschwinglich zu sein haben. Von Paßform war wohl weit weniger die Rede (Barnicot u. Hardy 1955; Sim-Fook u. Hodgson 1958; Kato 1981). Dabei gingen durchaus nicht alle diese Völker vorher barfuß herum. Landbevölkerung und Bauarbeiter tragen in Japan immer noch einen Strumpf mit einem getrennten Fach für die Großzehe. Die Sohle dieses Strumpfes ist durch einen festeren Stoff verstärkt, heute meist mit einer

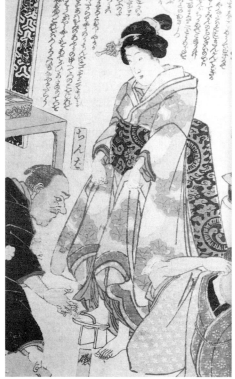

Abb. 1. Geta, die traditionelle japanische Fußbekleidung, hier zum Ausgleich einer Beinverkürzung

Hallux Valgus, Hrsg. Blauth
© Springer-Verlag: Berlin Heidelberg 1986

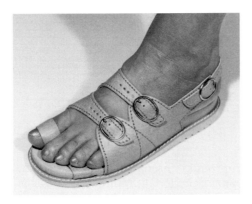

Abb. 2. Schlaufensandale nach Krämer
(1980)

Profilsohle. Eine andere Variante ist die Geta, eine Holzsandale aus einem flachen
Brett, das auf 2 Stützen gestellt ist. Der Vorfuß wird mit einem Zehenriemen gehalten, der zwischen die 1. und 2. Zehe zu liegen kommt und damit der Großzehe
freies Spiel läßt (Abb. 1).

An Bemühungen, die Anforderungen an fußgerechtes Schuhwerk gerade für
Kinder und Jugendliche mit der bei uns üblichen Fußbekleidung unter einen Hut
zu bringen, hat es gerade in der Bundesrepublik Deutschland nicht gefehlt. Die
Forschungsstelle für Leisten und Schuhbau, von der damaligen Deutschen Orthopädischen Gesellschaft auf Antrag von Schede 1949 gegründet, erarbeitete eine Reihe von Mindestanforderungen an das Schuhwerk für Kinderschuhe. Neben
korrekter Länge und Weite gehört dazu genügend freier Raum in allen 3 Ebenen
und in jedem Abschnitt der Standphase für die Zehen mittels der sog. Zehenzu-
gabe.

Nach übereinstimmenden Statistiken von Debrunner (1965) in der Schweiz,
Kristen (1968) in Österreich, Maier (1968) und anderen in Deutschland ist die
Wahrscheinlichkeit sehr hoch, daß nicht passende Fußbekleidung die Entwicklung des Hallux valgus bei Jugendlichen und besonders bei Mädchen vom 10. Al-
tersjahr an begünstigt. Als wichtigste Präventivmaßnahme ergibt sich daher die
Forderung nach Schuhwerk, das der Großzehe genügend Bewegungsfreiheit läßt
und sie nicht in die Valgusstellung abdrängt. Den Gedanken der japanischen Sandale hat Krämer (1980) mit seiner Schlaufensandale übernommen, in der die
Großzehe durch einen verstellbaren Riemen festgehalten wird (Abb. 2). Dieterich
(1982) sucht gar durch eine raffiniert konstruierte passiv-dynamisch wirkende
Sandale nicht nur dem Hallux valgus, sondern gleich auch noch Hammer- und
Krallenzehen entgegenzuwirken. Die geltenden Bekleidungssitten setzen der Ver-
breitung solcher Ideen Grenzen.

Die Statistik der Operationen zeigt aber, daß der Hallux valgus erst in der 2.
Lebenshälfte und v. a. beim weiblichen Patienten zum Problem wird. Ungeeignetes Schuhwerk dürfte bei seiner Entstehung auch nach dem Wachstum eine gewisse, jedoch nicht die einzige Rolle spielen.

Weitere, den Hallux valgus begünstigende Faktoren sind sicher auch die Bewe-
gungsarmut als Folge unserer sitzenden und fahrenden Lebensgewohnheiten, die
sich auch durch einige Minuten Fußgymnastik nicht aus der Welt schaffen lassen.
Regelmäßige sportliche Tätigkeit, selbstverständlich mit passendem Schuhwerk,
kommt dieser Forderung schon eher entgegen.

Die erste und wohl wichtigste Phase der Entwicklung zum Hallux valgus fällt aber doch in die Zeit der Pubertät. Die Prävention durch passendes Schuhwerk und Muskeltraining ist daher gerade in diesem Lebensabschnitt zu nutzen. Die Hoffnung, mit Nachtschienen die Entwicklung des Hallux valgus bremsen oder gar rückgängig machen zu können, hat sich nicht erfüllt, selbst wenn eine solche Orthese die Fehlstellung noch so gut zu korrigieren vermag.

Konservative Behandlung

Der Hallux valgus ist streng genommen kein Krankheitsbild sui generis, sondern eine Folgeerscheinung pathologischer Veränderungen am Vorfuß. Der Hallux valgus selbst führt aber nun seinerseits zu Konsequenzen. Nicht selten sind es diese und nicht die Fehlstellungen an sich, welche Beschwerden verursachen und den Patienten zum Arzt führen. Vermögen konservative Maßnahmen die Valgusstellung der Zehe nicht zu beeinflussen, haben solche einen festen Platz in der punktuellen Behandlung dieser sekundären Beschwerden.

Die Pseudoexostose läßt sich durch direkte Polsterung entlasten, besser noch durch die indirekte Polsterung am Schaft des Metatarsale I in Form einer Polsterung durch eine Bandage oder auch Einlage. Eine Entlastung der Exostose durch Anpassen des Schuhwerks ist nur sinnvoll, wenn gleichzeitig durch Einlagen und Schuhwerk verhindert wird, daß sich die Querwölbung noch weiter auffächert (Abb. 3).

Legt sich die Großzehe unter, gelegentlich auch über die benachbarten Zehen, kann durch eine Anpassung der Vorderkappen Platz geschaffen werden. Lange nicht jedes Material ist aber dafür geeignet.

Eine häufige Quelle von Folgebeschwerden des Hallux valgus ist in der Arthrose des Großzehengrundgelenks zu suchen. Die Schmerzen beginnen in der Regel zuerst am lateralen Rand des Gelenks, wo durch die Fehlstellung die auf das Gelenk einwirkende Kraft am größten ist. Eine Entlastung dieser Stelle durch einen einfachen Schaumstoffkeil oder durch eine nach Maß hergestellte Mikroorthese aus Silikonkautschuk im Interdigitalraum vermag bisweilen diesen Druck etwas zu lindern. Gemäß dem Prinzip von Kraft und Gegenkraft übt der Keil zwischen den Zehen eine unerwünschte valgisierende Kraft auf die 2.–5. Zehe aus, besonders wenn der Hallux valgus noch zum Hallux rigidus geworden ist (Abb. 4).

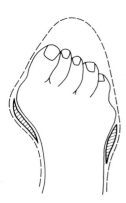

Abb. 3. Entlastung der schmerzhaften Pseudoexostose

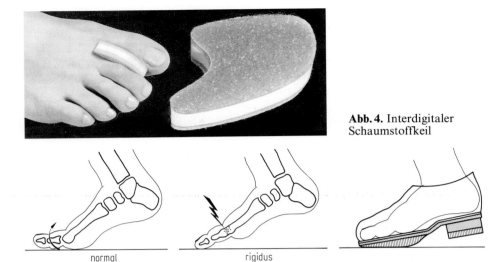

Abb. 4. Interdigitaler
Schaumstoffkeil

normal   rigidus

Abb. 5. Immobilisation des Großzehengrundgelenks durch Versteifung der Sohle und Ballenrolle. (Nach Cailliet 1983)

Ist die Beweglichkeit eines Hallux rigidus eingeschränkt und in den Endgraden
schmerzhaft, vermag eine versteifte Sohle mit Ballenrolle das Gelenk wirksamer
zu entlasten. Zum Glück sind immer mehr Serienschuhe mit steifer Sohle und
Rolle ausgerüstet und machen damit entsprechende kostspielige Zurichtungen
überflüssig. Dazu gehören durchaus nicht nur Holzsandalen oder schwere Wan-
derschuhe (Abb. 5).

Der Hallux valgus allein ist kaum je eine Indikation für die Herstellung ortho-
pädischer Schuhe nach Maß. Machen jedoch andere pathologische Veränderungen der Form und Funktion des Fußes Maßschuhe notwendig, dürfen die Erfor-
dernisse des Hallux valgus an diesen Schuh nicht vernachlässigt werden.

Postoperative Therapie

Nach operativen Eingriffen, besonders nach der Debasierung, mag eine zeitlich
beschränkte Stabilisierung durch Orthesen indiziert sein. Nach der Operation

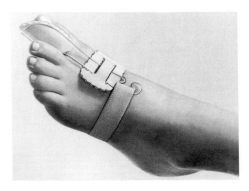

Abb. 6. Nachtschiene nach Thomsen
(1958) zur postoperativen Behandlung

nach Brandes verwenden wir zu diesem Zweck regelmäßig die Drahtbügelextension. Sie hält die Zehe in Korrekturstellung, gestattet jedoch gleichzeitig die aktive Mobilisierung gegen Widerstand. Nach 10 Tagen leistet uns für einige Wochen die Hallux-valgus-Nachtschiene nach Thomsen (1958) gute Dienste (Abb. 6). Zur frühen Mobilisation eignen sich Sandalen mit tiefer und weiter Schnürung, unter der auch das postoperative Wundödem und der Verband Platz finden.

Zusammenfassung

Die wichtigste Phase der Entstehung des Hallux valgus fällt in die Zeit der Pubertät. Durch unpassendes Schuhwerk wird sie zweifellos gefördert. Aus diesem Grund ist passendes Schuhwerk mit genügend Platz für die Zehen besonders wichtig. Einmal aufgetreten, läßt sich der Hallux valgus durch Orthesen nicht wirksam rückgängig machen. Die Valgusstellung der Großzehe führt jedoch zu sekundären Beschwerden, die sich mit einfachen orthopädietechnischen Maßnahmen lindern lassen. Auch in der postoperativen Behandlung nach Hallux-valgus-Operationen leisten Orthesen gute Dienste.

Literatur

Barnicot NA, Hardy RH (1955) The position of hallux in West Africans. J Anat 89:335–361

Bickel C, Maier E (1984) Zur Entstehung des Hallux valgus im Kindes- und Jugendalter. Sozialpädiatr Prax Klin 6/11:622–624

Cailliet R (1983) Foot and ankle pain, 2nd edn. Davis, Philadelphia, p 136

Debrunner HU (1965) Wachstum und Entwicklung des Fußes beim Jugendlichen. Z Orthop [Suppl] 99

Dieterich A (1982) Die konservative Behandlung des Hallux valgus, der Hammer- und Krallenzehen sowie des Spreiz- und Ballenfußes mit der Korrektursandale. Orthop Prax 18:53–55

Kato T (1981) The etiology of hallux valgus in Japan. Clin Orthop 157:78–81

Krämer J (1980) Erfahrungen mit der Schlaufensandale bei der funktionellen Frühbehandlung des Hallux valgus. Orthop Prax 16:882–884

Kraus E (1970) Die orthopädischen Zurichtungen am Konfektionsschuh. Orthopädieschuhmachermeister [Sonderdruck] 8:7–9

Kristen H (1968) Der Kinderfuß in Oesterreich. Z Orthop 104:318–333

Maier E (1968) Der nicht-behandlungsbedürftige Kinderfuß. Z Orthop 105:565–575

Rabl CRH, Nyga W (1982) Orthopädie des Fußes, 6. Aufl. Enke, Stuttgart, S 160–166

Schede F (1951) Die Ergebnisse der Forschungsstelle der Deutschen Orthopädischen Gesellschaft für den Leisten- und Schuhbau. Z Orthop 80:293–296

Sim-Fook L, Hodgson AR (1958) A comparison of foot forms among the nonshoe and shoe-wearing Chinese population. J Bone Joint Surg [Am] 40:1058–1062

Thomsen W (1958) Zur physiologischen Wirkung und Technik meiner Hallux valgus-Nachtbandagen. Orthopädietechnik 4:82–85

Diskussion: Der rheumatische Hallux valgus

Brussatis, Mainz: Ich möchte zur Diskussion aufrufen und zunächst die Herren Saalmoderatoren fragen, ob Anfragen eingegangen sind.

v. Salis-Soglio, Lübeck: Eine erste Frage richtet sich an Herrn Tillmann, Bad Bramstedt: „Welchen *Stellenwert* besitzt die *Arthrodese* des *Großzehengrundgelenks?"* – Diese Frage möchte ich eigentlich auf die Nachmittagsdiskussion verweisen. Bitte, Herr Tillmann, wenn Sie nur kurz dazu Stellung nehmen wollen.

Tillmann, Bad Bramstedt: Die finnischen Kollegen propagieren stärker die *Arthrodese* als Behandlungsmethode beim Hallux valgus als wir. Ich selbst habe immer etwas Hemmungen, weil man die Patienten längere Zeit mit einem Gehgips versorgen muß, und zwar für etwa 6 Wochen. Diese lange Zeit der Ruhigstellung ist für die meisten Rheumatiker schwer zu tolerieren. In *Extremfällen* und bei Patienten mit hohem Funktionsbedarf im jüngeren Lebensalter ist die Arthrodese zweifellos eine gute Behandlungsmethode, die auch wir gern vornehmen. Soviel nur zum rheumatischen Hallux valgus.

Brussatis, Mainz: Herr Tillmann, sprechen Sie von der Arthrodese des Großzehengrundgelenks?

Tillmann, Bad Bramstedt: Ja, ich meine das Großzehengrundgelenk. Das Großzehenendgelenk unterliegt anderen Behandlungsrichtlinien und bietet auch keine so großen Probleme in der Nachbehandlung.

Brussatis, Mainz: Müssen wir beim rheumatischen Fuß nicht in Betracht ziehen, daß mit großer Wahrscheinlichkeit auch die *Grundgelenke* der *anderen Zehen* am Krankheitsgeschehen beteiligt sind? Hier steht uns in der Operation nach Clayton eine gute Behandlungsmethode zur Verfügung. Würden Sie die Kombination von Arthrodese im Großzehengrundgelenk und Clayton-Operationen für sinnvoll halten?

Tillmann, Bad Bramstedt: Ich habe persönlich keine so großen Erfahrungen mit der *Operation nach Clayton;* sie stellt mir eine zu *starke Verkürzung* des Vorfußes dar. Gschwend bezeichnet den Eingriff als eine „funktionelle Vorfußamputation". Ich glaube, er hat recht.

Brussatis, Mainz: Die Ansichten gehen offenbar sehr auseinander. Nach meinen Erfahrungen ist die Clayton-Operation eine der erfolgreichsten Eingriffe am rheumatischen Fuß. Wir können ja vielleicht heute nachmittag noch einmal darüber sprechen.

Was liegt bei den Saalmoderatoren vor?

v. Salis-Soglio, Lübeck: Bei Operationen am rheumatischen Vorfuß fällt die hohe Rate von *Infektionen* auf. Haben Sie deshalb eine spezielle *präoperative Vorbereitung* an Ihrer Klinik? Wie lange führen Sie Ihre systematische Antibiotikaprophylaxe durch?

Hallux Valgus, Hrsg. Blauth
© Springer-Verlag: Berlin Heidelberg 1986

Tillmann, Bad Bramstedt: Wir empfehlen unseren Patienten, 3 Tage vor der stationären Aufnahme ihre Füße mit einer weichen Bürste und einer Seifenlauge ca. 20 min zu waschen. Viele Kranke können dieser Empfehlung nicht folgen; sie sind auf die Hilfe ihrer Angehörigen angewiesen. Aber auch dann werden unsere Empfehlungen nicht immer ausgeführt. Wir packen die Füße nachts ein in Betaisodona-Lösung®, nachdem sie entsprechend gesäubert und rasiert worden sind. Selbstverständlich werden die Zehennägel geschnitten. Eine antibiotische Prophylaxe beginnen wir etwa eine halbe Stunde vor der Operation für 3–4 Tage.

Brussatis, Mainz: Man muß auch an die Möglichkeiten von *Mykosen* denken. In Zweifelsfällen ist ein dermatologisches Konsilium anzuraten.

Tillmann, Bad Bramstedt: Das ist eine wichtige Ergänzung. Wir nehmen auch die Patienten erst dann auf, wenn ihre Mykose ausbehandelt ist.

Rössler, Bonn: Ich wundere mich, Herr Tillmann, daß Sie bei Ihren Patienten am Abend vor dem Eingriff offenbar eine Rasur und einen Nagelschnitt vornehmen lassen. Aus prophylaktischen Gründen ist es wohl besser, diese Maßnahmen grundsätzlich erst am Morgen vor der Operation auszuführen!

Schlegel, Essen: Herr Tillmann, Sie haben über die *konservativen Möglichkeiten* der Behandlung des rheumatischen Fußes überhaupt nicht gesprochen. Grundsätzlich stehen wir ja beim Rheumatiker häufig vor dem Problem einer „Runderneuerung". Es sind ja so viele Gelenke befallen, daß man jahrelang behandeln müßte. Auf der anderen Seite wirkt sich das schwere Los der Krankheit in einer großen Leidensfähigkeit der Betroffenen aus. Mich würde interessieren, wie Sie Ihre Prioritäten bei polyarthritischen Prozessen setzen. Begnügen Sie sich nicht manchmal doch mit einer Synovektomie im Großzehengrundgelenk ohne Stellungskorrektur?

Tillmann, Bad Bramstedt: Die *Synovektomie* ist ein relativ aufwendiger Eingriff. Wenn schon stärkere Destruktionen vorliegen, sollte man doch rekonstruktiv vorgehen. Ist die Großzehe allein betroffen, sollte man der Neuformung des Metatarsalköpfchens den Vorzug geben. Ich mache *niemals* eine Brandes-Operation bei einem Polyarthritiker!

Die *konservative Behandlung* beim rheumatischen Fuß ist natürlich auch *sehr wichtig.* Der *Schuh* muß aus *weichem Oberleder* bestehen, die *Sohle* sollte *versteift* sein. Eine mit Kunststoff verstärkte *Fußbettung,* die auch entsprechend korrigieren kann, ist angebracht. Der Patient muß sich ggf. erst nach und nach an die feste Einlage gewöhnen. Er trägt sie dann stundenweise. Man muß ihn motivieren. Priorität hat immer der Eingriff, der die stärksten Schmerzen und die stärkste funktionelle Behinderung zu beseitigen in der Lage ist.

Brussatis, Mainz: Ich möchte darum bitten, daß wir die Fragen der konservativen Behandlung bei der Besprechung des Vortrags von Herrn Baumgartner noch einmal speziell abhandeln sollten.

Thümler, Essen: Frage an Herrn Tillmann: Wann sollten die *Sesambeine entfernt* werden? Ist Ihnen eine kontrollierte Studie über diese Frage bekannt, eine Studie vielleicht über einen längeren Zeitraum?

Tillmann, Brad Bramstedt: Eine kontrollierte Studie würde ich nicht machen, das würde ich meinen Patienten nicht zumuten.

Früher sind wir so vorgegangen, daß wir die destruierten Sesambeine aus Angst vor der Entwicklung eines Hallux malleus belassen haben. Der Effekt war, daß die Patienten weiterhin über Beschwerden klagten und daß in manchen Fällen die Sesambeine nachträglich exzidiert werden mußten. Heute gehen wir so vor, daß bei *starken Destruktionen* – meistens sitzen sie am tibialen *Sesambein* – wenigstens dieses Sesambein *entfernt* wird. Ist das fibulare noch einigermaßen in Ordnung, belassen wir es. Im Zweifelsfall bin ich immer dafür, die Sesambeine zu entfernen, zumal bei mehrfach behinderten Rheumatikern.

Brussatis, Mainz: Ich möchte noch einmal auf die Sesambeine zurückkommen. Ich möchte Herrn Prof. Otte um eine Stellungnahme bitten. Ist aus Ihrer persönlichen Erfahrung die Entfernung der Sesambeine beim rheumatischen Fuß regelmäßig indiziert?

Otte, Mainz: Ich kann mich zu dieser Frage nicht grundsätzlich äußern. Der Gedanke, ein schmerzendes Sesambein zu entfernen, liegt ja nahe. Man könnte sich aber auch fragen, wie der Biomechaniker beim Vorfuß die Rolle der Sesambeine betrachtet. Ist der Verlust oder die Wegnahme wirklich so ohne weiteres zu verantworten?

Brussatis, Mainz: Vielen Dank, das ist wohl die Schlüsselfrage. Wir müssen davon ausgehen, daß die Sesambeine auch eine Funktion haben. Wir sind bezüglich der Resektion deshalb außerordentlich *zurückhaltend.*

Tillmann, Bad Bramstedt: Ich möchte noch einmal betonen, daß ich beim Rheumatiker grundsätzlich nichts entferne, was noch in Ordnung ist. Wird die Funktion aber durch Belassen destruierter Sesambeine stärker gestört als durch deren Resektion, entscheide ich mich für die Resektion. Man kann sowieso nicht davon ausgehen, daß nach Operationen am rheumatischen Vorfuß hinterher ein normaler Fuß entsteht. Ich versuche jedoch immer wieder, bei meinen Eingriffen so nahe wie möglich an das Normale heranzukommen und bin deshalb auch kein Anhänger der Clayton-Operation.

Angeborener Hallux valgus

Brussatis, Mainz: Wir kommen nun zur Besprechung des Vortrages von Herrn Hippe und Herrn Sönnichsen aus Kiel über den *angeborenen Hallux valgus.*

v. Salis-Soglio, Lübeck: Es liegt eine Frage vor: „Führen operative Korrekturen beim angeborenen Hallux valgus häufiger zu *Rezidiven* als beim erworbenen?"

Hippe, Kiel: Ich meine, es gibt *keine größere Anzahl* von *Rezidiven* als bei anderen Hallux-valgus-Operationen. Die Zahl der Patienten, die wir überblicken, ist allerdings sehr gering. Wesentlich ist, daß die primäre Ursache eines angeborenen Hallux valgus beseitigt wird. Wenn wir in unserem Krankengut 11 angeborene Hallux-valgus-Fälle haben, bei denen Spaltfüße vorliegen, muß zunächst der Spaltfuß behandelt werden und erst sekundär die Schiefstellung der Großzehe.

Brussatis, Mainz: Gibt es nicht doch Untersuchungen über die *Rezidivrate* beim angeborenen Hallux valgus?

Hippe, Kiel: Nein, es sind mir keine Untersuchungen bekannt.

Brussatis, Mainz: Herr v. Salis-Soglio möchte kurz ein Röntgenbild demonstrieren.

v. Salis-Soglio, Lübeck: Ich weiß nicht, ob das Bild, das uns ein Kollege zur Verfügung gestellt hat, entsprechend vergrößert demonstriert werden kann. Es handelt sich um ein 7jähriges Kind mit einem Hallux valgus. Welche Ursache liegt vor, welche konservativen Behandlungsmöglichkeiten bestehen? Die Frage geht an Herrn Hippe.

Hippe, Kiel: Ich kann nur soviel feststellen, daß ein Metatarsus primus varus vorliegt und ein leichter Hallux valgus besteht. Aus den Aufnahmen kann ich nicht mehr herauslesen.

Steinhäuser, Cottbus: Wie es der Zufall so will, vor 14 Tagen habe ich in meiner Praxis ein Mädchen gesehen, bei dem ein ähnlicher Befund vorlag. Röntgenologisch war das Köpfchen des Metatarsale I abnorm gestaltet. Die Gelenkfläche lag räumlich anders. Es bestand auch eine abnorme Epiphysenlinie. Ich habe mich gefragt, ob das überhaupt ein Hallux valgus ist oder eher ein Metatarsus varus.

Hippe, Kiel: Das ist wohl eine Frage der Nomenklatur. Ein Hallux valgus „baut" sich ja auf einem Metatarsus primus varus auf. Auch wir haben gesehen, daß das Metatarsaleköpfchen zur Lateralseite hin abgeflacht ist. Man sieht röntgenologisch einen kleinen „Einschnitt". Um ihn zuordnen zu können, müßte man Voraufnahmen haben.

Thümler, Essen: Herr Prof. Imhäuser sitzt in der Nähe des Röntgenbildes. Darf ich ihn noch um einen Kommentar bitten?

Imhäuser, Köln: Nach meiner Ansicht handelt es sich um die *Variante* eines normalen Vorfußes. Es liegt ein nicht behandlungsbedürftiger leichter Metatarsus varus mit einem minimalen kompensatorischen Hallux valgus vor. Der Fuß ist erkenntnistheoretisch nicht ergiebig, eine Behandlungsnotwendigkeit besteht nicht.

Brinkmann, Hamburg: Ich würde die aufgeworfene Frage nicht so einfach abtun. Um zu einer klaren Diagnose zu kommen, müßte man Aufnahmen in Belastung machen und das klinische Bild sehen. Mitunter differieren klinisches Bild und Röntgenbilder erheblich. Man sollte auch die Eltern und Großeltern mütterlicher- und väterlicherseits untersuchen. Vielleicht kommt man dann zu einer klaren Diagnose.

v. Salis-Soglio, Lübeck: Bei mir liegen noch weitere Fragen an Herrn Hippe vor. Die erste: „Gibt es eine *dreigliedrige Großzehe* mit *Klinodaktylie?"*

Hippe, Kiel: Ja, das gibt es *ganz bestimmt.* Ein Beispiel ist im Handbuch der Röntgendiagnostik abgebildet. Wir kennen aber auch dreigliedrige Großzehen mit dreieckförmigen oder trapezförmigen rudimentären Mittelphalangen. Bei ihnen bestehen auch Valgusfehlstellungen im Endgelenk.

v. Salis-Soglio, Lübeck: Sie werden, Herr Hippe, noch gebeten, kurz zur Entwicklung des Hallux valgus bei Spaltfüßen Stellung zu nehmen.

Hippe, Kiel: Die *Hallux-valgus*-Fehlstellung beim Spaltfuß liegt *bei Geburt* vor. Die Randstrahlen sind stärker als normal auseinandergespreizt und die Großzehe weicht sozusagen in den leeren Raum ab. Es fehlt ihr in solchen Fällen die Stütze des Nachbarstrahles. Ob auch muskuläre Insertionsanomalien beteiligt sind, kann ich nicht sicher sagen.

v. Salis-Soglio, Lübeck: Letzte Frage an Herrn Hippe: „*Wann* sollte man den angeborenen Hallux valgus *operieren?*"

Hippe, Kiel: Sie sehen hier ein 2 Jahre altes Kind, das mit einem beginnenden Hallux valgus zu uns überwiesen worden ist. Das Köpfchen des 1. Strahles ist etwas deformiert, es weist eine leichte Abschrägung auf. Ich kann nicht sagen, wieso es dazu gekommen ist.

Brussatis, Mainz: Darf ich Sie fragen, Herr Hippe, was würden Sie in diesem Falle machen?

Hippe, Kiel: Ich würde dem Kind eine korrigierende Schiene geben und die weitere Entwicklung abwarten. Ein Grund zur Operation liegt nicht vor.

Tillmann, Bad Bramstedt: Das Kind würde die Schiene ja voraussichtlich nur nachts tragen. Was macht man tagsüber?

Hippe, Kiel: Tagsüber sollten Schuhe getragen werden, die vorne breit genug sind und die Großzehe nicht abdrängen. Ich würde auch ein Polster zwischen die Zehen empfehlen.

Lamprecht, Winterthur: Ich möchte mir noch eine Bemerkung und einen Einwand zu den Ausführungen von Herrn Prof. Imhäuser erlauben, und zwar hinsichtlich des „nicht behandlungsbedürftigen" Hallux valgus bei dem 7 jährigen Mädchen, das hier zuerst demonstriert worden ist. Ich meine, die Indikation zur Behandlung sollte auch von der Überlegung ausgehen, daß die Deformität zunimmt. Ich kenne mehrere Kinder, bei denen der Hallux valgus innerhalb von 2 Jahren so zugenommen hat, daß eine Operation unumgänglich wurde. Die Fehlstellung – Achsenabweichung – war bereits derart kontrakt, daß zur Korrektur des Vorfußes auch die übrigen Zehen operiert werden mußten mit Kapsulotomien und Transfixation mit Drähten. Ich möchte deshalb auf die Progression beim juvenilen Hallux valgus hinweisen und dies zu bedenken geben.

Schlegel, Essen: Ich möchte fragen, warum der Hallux valgus, dem ein „*Schaltknochen*" im Grundgelenk zugrunde liegt, nicht erwähnt worden ist. Diese Schaltknochen sind ja gar nicht so selten und im Hinblick auf die Therapie nicht uninteressant. Wenn man den Schaltknochen entfernt, ist in den meisten Fällen ein Rezidiv vorprogrammiert. Das Gelenk ist ja schon deformiert, wenn man diese Fälle operiert. Den Schaltknochen sieht man allerdings erst dann, wenn eine gewisse Verknöcherung des akzessorischen Elementes vorhanden ist. Vielleicht kann Herr Hippe zum Schaltknochen noch etwas sagen.

Hippe, Kiel: Der „*Schaltknochen*" ist ja nur dann von Bedeutung, wenn er mit einem Hallux valgus einhergeht. Ich denke, man sollte, wenn funktionelle Störungen oder Beschwerden auftreten oder Schuhprobleme damit verbunden sind, eine *Operation* ausführen. Ob es genügt, allein den „Schaltknochen" zu entfernen und das End- und Grundglied temporär auf einen Kirschner-Draht zu stellen, hängt von der Lage der distalen Gelenkfläche des Grundgliedes ab. Ist sie schräg, muß man neben der Entfernung des „Schaltknochens" auch eine korrigierende Osteotomie vornehmen.

Spastischer Hallux valgus

Thümler, Essen: Es liegt eine Frage zur *konservativen Behandlung* des *spastischen Hallux valgus* vor. Frau Feldkamp möge darauf antworten.

Feldkamp, Münster: Die *konservative Behandlung* des spastischen Hallux valgus besteht in einer *Schuhversorgung*, in der Versorgung mit *Nachtschienen*, und zwar mit Schienen, wie sie auch Herr Baumgartner gezeigt hat. Den *Zehenflexoren* sollte man dann besondere Aufmerksamkeit schenken, wenn sie z. B. im Rahmen einer Achillessehnenverlängerung ebenfalls verlängert werden könnten. Es ist zweckmäßig, sie mit zu verlängern, und zwar nicht im Zehenbereich, sondern im Bereich des Sprunggelenks.

Baumgartner, Zürich: Bei spastischen Paresen habe ich immer Hemmungen, *Orthesen* zu verordnen. Ich habe gesehen, daß dadurch Spasmen auftreten, *Druckstellen* entstehen oder die Schiene nachgibt. Das *Ergebnis* der konservativen Behandlung mit Schienen ist *oft enttäuschend*. Dies darf nicht überraschen, wenn man bedenkt, daß die Grundkrankheit ja durch eine Muskelimbalance gekennzeichnet ist. Schienen sind z. T. sogar gefährlich, weil sie Druckstellen hervorrufen, v. a. wenn die Sensibilität eines Fußes gestört ist. Schmerzen und Druckstellen erhöhen die Spastizität und führen zu einem Circulus vitiosus. Ich bin deshalb sehr *zurückhaltend* mit diesen Hilfen.

Schlegel, Essen: Ich möchte noch eine Frage an Frau Feldkamp richten. Stellt nicht die *Valgusstellung* der Großzehe eine *erhebliche Erleichterung beim Abrollen* des Fußes und beim Vorwärtsbewegen in der Belastungsphase dar, zumal die Unterschenkel bei Kindern mit Zerebralparese wohl vermehrt in Außenrotation stehen, der Fuß selbst aber in Pronation und die Großzehe in Valgusposition?

Feldkamp, Münster: Ja, das kann man so sehen. Wir versuchen aber bei Patienten mit Zerebralparesen doch, so gut es geht, eine Normalstellung zu erreichen und eine pathologische Abrollung über die in Fehlstellung befindliche Großzehe zu verhindern.

Zu der Bemerkung von Herrn Baumgartner noch ein Wort: Ich habe nicht ganz so schlechte Erfahrungen mit drückenden Schienen, außer sie bestanden aus Gips. Bei *Gipsschienen* haben wir sehr *viele Probleme*. Die Hallux-valgus-Schiene wird dagegen recht gut vertragen.

Thümler, Essen: Es liegen noch weitere Fragen vor. Sie beziehen sich darauf, ob der spastische Fuß muskulär wirklich so „primitiv" ist, wie Frau Feldkamp das geschildert hat.

Feldkamp, Münster: Die Verhältnisse sind nicht so einfach. Ich habe mehr die doppelseitige Spastik im Auge gehabt. Die Verhältnisse sind völlig anders bei Athetosen, anders als bei Hemiplegien. Der hemiplegische Fuß ist anders als der Fuß bei Diplegien zu beurteilen. Bei der Hemiplegie haben wir eine Intrinsic-plus-Situation, ähnlich wie bei der Athetose. Hier sind die kleinen Fußmuskeln überaktiv und machen Kontrakturen. Die Situation ist wesentlich komplexer. Allerdings, der Hemiplegiker bekommt eigentlich nie einen Hallux valgus.

Thümler, Essen: Können Sie noch etwas zu den *hypotonen, hypokinetischen Formen* der Spastik sagen?

Feldkamp, Münster: Der hypokinetische Fuß ist *weich* wie eine Hand. Die Fußsohle besitzt überhaupt keine Hornhaut, alles ist weich und schlaff. Im Erwachsenenalter ändert sich das natürlich. Der Fuß wird kontrakt. Eine Muskeltätigkeit ist praktisch nie vorhanden.

Die operative Behandlung des Hallux valgus

H. Zollinger und A. Imhoff

Einleitung

Etwa 150 Operationsmethoden zur Korrektur des Hallux valgus sind bis heute bekannt und in ihren Resultaten beschrieben worden.

Einige dieser operativen Verfahren haben wir an unserer Klinik in den letzten Jahrzehnten erprobt (Abb. 1). Demzufolge sind wir in der Lage, die unter bestimmten Indikationen durchgeführten standardisierten operativen Techniken zusammen mit der ebenfalls vereinheitlichten Nachbehandlung zu beschreiben.

Die Beschränkung in der Zahl und die Art der gewählten Techniken sind Ausdruck bestimmter Rahmenbedingungen, wie sie v. a. an einer Ausbildungsklinik gestellt sind: Eine größere Zahl von Operateuren in Ausbildung wechselt relativ häufig; standardisierbare, einfache Eingriffe werden bevorzugt. Andererseits ist die der Forschung verpflichtete Universitätsklinik mit ihren Spezialisten bemüht, Resultate bekannter Verfahren durch neue Techniken zu verbessern. Diese Suche nach besseren Resultaten, der Wunsch nach differenzierter Operationsindikation aber auch das Bewußtwerden von Nachteilen bekannter Techniken sind die Ursache für den Umstand, daß neben bevorzugten bewährten Verfahren verschiedene neuere Techniken im Wechsel zum Zuge kommen (Abb. 1).

Zwischen 1945 und 1984 wurden an der Orthopädischen Universitätsklinik Balgrist in Zürich 3 684 Hallux-valgus-Operationen durchgeführt. Verschiedene Arbeiten berichten über Vor- und Nachteile einzelner Methoden (Keller 1982; Schreiber et al. 1976; Schreiber u. Weber 1974; Siegrist 1970). Eine Analyse unseres Krankengutes im Hinblick auf Komplikationen und Mißerfolge im Sinne einer Negativstatistik liegt in der Arbeit von Imhoff et al. (1985) vor.

Bei der Wahl der Art der operativen Korrektur eines Hallux valgus lassen wir uns von folgenden 3 Hauptkriterien leiten: Dem *Zustand des Großzehengrundgelenks,* dem *Ausmaß der Valgusdeformität* und den *Ansprüchen der Patienten.* Grundsätzlich und damit weitgehend unabhängig vom Patientenalter sind wir der Meinung, daß ein intaktes Metatarsophalangealgelenk I erhalten werden sollte.

Mit der Beurteilung der Hallux-valgus-Deformität ist die Morphologie des Fußes grundsätzlich angesprochen: Da die griechische Fußform unserer europäischen Schuhmode am besten zu entsprechen scheint, sollte die Großzehe postoperativ kürzer oder maximal gleichlang wie die 2. Zehe erscheinen.

Das Metatarsale-I-Köpfchen sollte in Sagittal- und Transversalebene etwa auf der Höhe des Metatarsale-II-Köpfchens liegen.

Den unterschiedlichen Ansprüchen des Patienten nach Schmerzbefreiung und/oder Beseitigung einer erheblichen Funktionsstörung ist durch die Wahl des Eingriffes mit der größten Erfolgschance Rechnung zu tragen.

Grundsätzlich lassen sich die Hallux-valgus-korrigierenden Eingriffe in gelenkerhaltende (Weichteileingriffe, Osteotomien und Arthrodesen), gelenkersetzende und gelenkdestruierende Eingriffe einteilen.

Hallux Valgus, Hrsg. Blauth
© Springer-Verlag: Berlin Heidelberg 1986

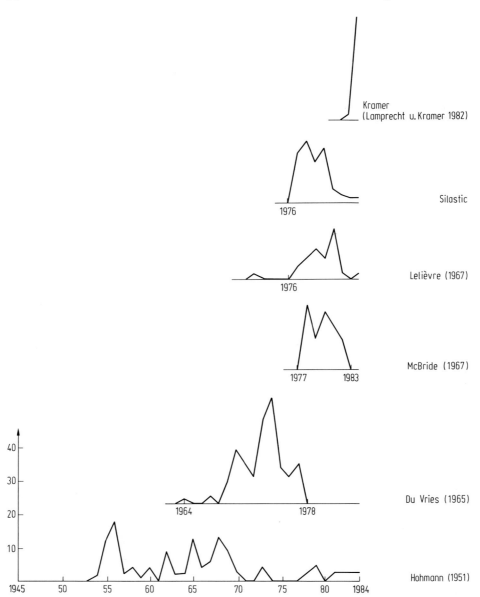

Abb. 1. Häufigkeit der wichtigsten Hallux-valgus-korrigierenden Eingriffe an der Klinik Balgrist seit 1945 (Debasierung nach Brandes (1929) und Keller (1982), s. Abb. 8)

Spezielle operative Therapie

Debasierung nach Brandes-Keller

Indikation

Schmerzhafter Hallux valgus mit Großzehengrundgelenkarthrose bei meist älteren Patienten.

Technik

Gerader dorsomedialer Hautschnitt über dem Großzehengrundgelenk (Abb. 2 a). Z-förmige Durchtrennung der Sehne des M. extensor hallucis longus. Längsspaltung der Kapsel und Freipräparieren der proximalen Grundphalanx unter Bildung von 2 Kapsellappen (Abb. 2 b). Dorsalluxation der Grundphalanx und Resektion ihrer proximalen Hälfte mit oszillierender Säge, Meißel oder großer Liston-Schere. Glätten der Stümpfe. Abmeißeln der Pseudoexostose. Allenfalls Kapselinterponat durch Vernähen der Kapselreste über dem Metatarsaleköpfchen. Naht der Extensorensehne unter Verlängerung um 1–2 cm. Transfixation des Großzehengrundgelenks bzw. Extension der Großzehe mit Drahtbügel und Gipssohle (Keller 1904; Brandes 1929; Lange 1962; Crenshaw 1971; Hackenbroch u. Witt 1973).

Variante

Bei ausgeprägtem Metatarsus primus varus mit lateral dislozierten Sesambeinen und nicht kontraktem Vorfuß kann eine Kapselraffung nach Lelièvre (1967) vor-

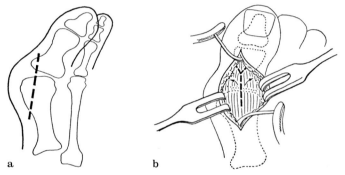

Abb. 2 a, b. Zugangsweg bei der Debasierung nach Brandes (1929) und Keller (1982). **a** Hautschnitt dorsomedial über Großzehengrundgelenk. **b** Türflügelartige Kapseleröffnung

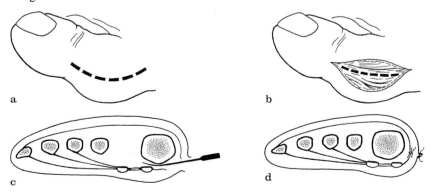

Abb. 3 a–d. Debasierung mit medialer Kapselraffung nach Lelièvre (1967). **a** Medialer Hautschnitt über dem Großzehengrundgelenk. **b** Mediales Eröffnen der Kapsel. **c** Die Adhäsionen zwischen den lateral luxierten Sesamoiden und dem Metatarsale-I-Köpfchen werden gelöst. **d** Nach Reposition des Metatarsale-I-Köpfchens Naht der medial gedoppelten Kapsel

genommen werden (Abb. 3). Zugang von medial (Abb. 3a, b). Lösen der Adhäsionen zwischen den lateral luxierten Sesambeinen und dem Metatarsaleköpfchen (Abb. 3c). Knochenresektion wie beschrieben, anschließend Raffung der Kapsel durch Verdoppeln medial und unter Redression der Varusstellung des Metatarsale I (Abb. 3d). Nötigenfalls kann das Metatarsocuneiformegelenk I von medial kapsulotomiert werden.

Nachbehandlung

– Extensionsbügel bzw. Kirschner-Drahttransfixation für 10 Tage.
– Aktive Zehenübungen, Gehbeginn nach Abschwellung.
– Beginn mit Abrollen des Fußes nach 2–3 Wochen.
– Abgabe einer Nachtschiene für 3 Monate.
– Anpassen gut modellierter Einlagen nach Wundheilung.

Retrokapitale Metatarsale-I-Osteotomie nach Hohmann (1951)

Indikation

Meist jüngere Patienten mit lockerem Spreizfuß ohne arthrotische Veränderungen im Großzehengrundgelenk und einem Metatarsus primus varus von maximal 25°.

Technik

Bogenförmiger Hautschnitt über der Pseudoexostose vom Großzehengrundglied bis zur Basis des Metatarsale I (Abb. 4a). Darstellen des Köpfchens unter Ablösen der Sehne des M. abductor hallucis. Durchtrennen der Verbindungsfasern zum M. flexor hallucis brevis. Subkapital und knapp extrakapsulär leicht schräg verlaufende Osteotomie mit der oszillierenden Säge. Entnahme eines Knochenkeils mit medialer Basis (Abb. 4b). Dosierte Lateral- und Plantarverschiebung des Metatarsale-I-Köpfchens (Abb. 4c, d). Fixation des Fragments mittels perkutan eingeführtem Kirschner-Draht. Abtragen der medialen und dorsalen Knochenkante am Metatarsaleschaft. Dosierte mediale Kapselraffung und Vernähen der Sehne des Abductor hallucis an der Grundgliedbasis (Hohmann 1951; Lange 1962; Siegrist 1970; Schreiber u. Weber 1974).

Variante

Über eine von Kramer entwickelte Methode einer retrokapitalen Hallux-valgus-Korrektur haben Lamprecht u. Kramer (1982) berichtet. Dabei wird die quer zur Schaftlängsachse liegende subkapitale Osteotomie ergänzt durch Entnahme eines der Valguskorrektur entsprechenden Keils. Ein paraossär in die Großzehe eingeführter Kirschner-Draht wird nach Lateral- und Plantarverschiebung des Köpfchens intraossär im Metatarsaleschaft fixiert.

Rasche Mobilisation im Fersengang. Bei entsprechender spongiöser Kontaktfläche in der Osteotomie Entfernung des Transfixationsdrahts 4 Wochen postoperativ.

Nachbehandlung

Unterschenkelliegegips für 6 Wochen. Anschließend Röntgenkontrolle und Mobilisation, zunehmend belastetes Abrollen über den Vorfuß.

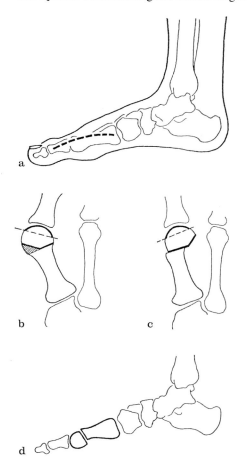

a

b   c

d

Abb. 4 a–d. Hallux-valgus-Operation nach Hohmann (1951). **a** Dorsomedialer Zugang zum Großzehengrundgelenk. **b** Entnahme eines Knochenkeils retrokapital mit medialer Basis. **c** Lateralverschiebung. **d** Plantarverschiebung des Metatarsale-I-Köpfchens

Operation nach McBride (1967) (modifiziert nach Meary u. Ficat 1975)

Indikationen

Hallux valgus ohne oder mit nur geringer Arthrose im Großzehengrundgelenk. Bei schlaff hängendem Fuß soll die Valgusstellung der Großzehe und die Varusstellung des Metatarsale I passiv redressierbar sein. Eine Überlänge des 1. Strahls (ägyptischer Fuß) ist ungünstig.

Technik

Gerader Hautschnitt von der Interdigitalfalte I/II nach proximal. Aufsuchen des distalen Randes der Sehne des M. adductor hallucis. Scharfes Ablösen der Sehne lateral von der Grundphalanx (Abb. 5 b). Anschlingen der Sehne und Lösen vom lateralen Sesamoid.

Hautschnitt dorsomedial, Längsinzision der Gelenkkapsel dorsomedial und Abtragen der Pseudoexostose (Abb. 5 a, c). Nach medial Durchziehen der Adduktorsehne plantar zwischen dem Metatarsalehals und der langen Flexorsehne unmittelbar proximal der Sesambeine. Anbringen eines V-förmigen Bohrlochs

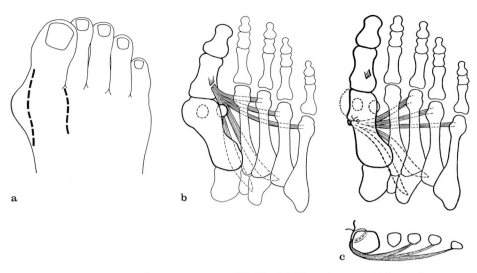

Abb. 5a–c. Hallux-valgus-Operation nach McBride (1967). **a** Dorsomedialer und intermetatarsaler Zugang zum Großzehengrundgelenk. **b** Ablösen der Sehne des M. adductor hallucis. **c** Transfixation der Adduktorsehne auf den Hals des Metatarsale I

dorsomedial am Metatarsalehals. Reduktion des Metatarsus primus varus und transossäre Fixation der Adduktorsehne (Abb. 5c). Zusätzliche Sicherung an der Gelenkkapsel (Reiter 1961; McBride 1967; Tomeno u. Aubriot 1974; Meary u. Ficat 1975).

Nachbehandlung

Kompressionsverband unter gemeinsamem Einbinden der Großzehe mit der 2. Zehe.

Gehbeginn im Fersengang ab 3. Tag postoperativ, gleichzeitig aktiv-assistierte Bewegungsübungen.

Beginn mit belastetem Abrollen des Fußes nach 3 Wochen.

Großzehengrundgelenkarthrodese

Indikation

Schwerer Hallux valgus mit ausgeprägter Großzehengrundgelenkarthrose, aber auch unbefriedigende Zustände nach Voroperationen, Fehlstellung bei neurologisch gestörtem Gleichgewicht oder Mißbildungen.

Technik

Dorsomedialer Hautschnitt über dem Großzehengrundgelenk und Eröffnung der Gelenkkapsel. Subperiostale Darstellung des Metatarsaleköpfchens und des proximalen Grundphalanxendes. Osteotomie der Grundphalanx parallel der Gelenkfläche so, daß eine möglichst große Kontaktfläche für die Arthrodese entsteht. Die Grundphalanx wird in die geplante Arthrodesestellung gebracht, und parallel zu ihrer Osteotomie mit der oszillierenden Säge ein Segment vom Meta-

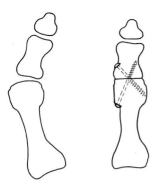

Abb. 6. Großzehengrundgelenkarthrodese

tarsaleköpfchen reseziert. Osteosynthese mit 2 gekreuzten Zugschrauben. Beim Mann soll eine Dorsalflexion von 15–20° sowie eine leichte Valgusstellung resultieren, bei der Frau darf entsprechend den Schuhgewohnheiten die Dorsalflexion etwas stärker sein (Abb. 6) (Meary u. Ficat 1975; Geiser 1976).

Basisosteotomie des Metatarsale I

Indikation

Meist in Kombination mit einer Debasierung oder einer Operation nach McBride bei Metatarsus primus varus von über 20° und kontraktem Vorfuß.

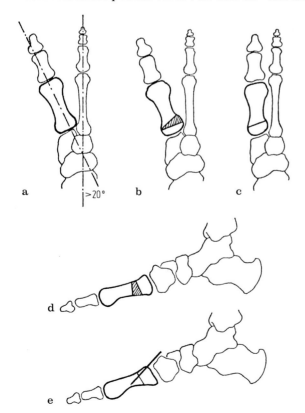

Abb. 7 a–e. Basisosteotomie des Metatarsale I unter Entnahme eines Keiles mit lateraler (**b, c**) und plantarer Basis (**d, e**)

Technik

Dorsomedialer Hautschnitt über dem Metatarsale I proximal. Subperiostales Darstellen der Basis des Metatarsale I und Osteotomie der Basis des Metatarsale I mit der oszillierenden Säge. Abhängig von der Länge des Metatarsale I wird die Osteotomie aufgeklappt unter Einbringen eines Knochenkeils medial oder ein Knochenkeil mit lateraler Basis entnommen. Transfixation mit Kirschner-Draht in Korrekturstellung (Abb. 1).

Nachbehandlung

Unterschenkelliegegips für 6 Wochen. Röntgenkontrolle, Entfernung der Transfixationsdrähte und Beginn mit belasteter Mobilisation.

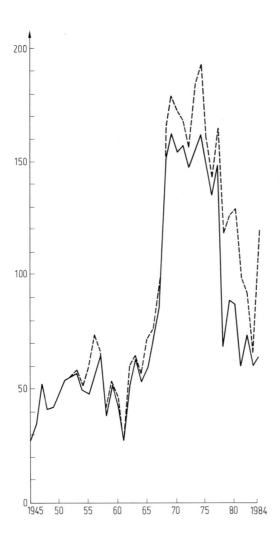

Abb. 8. Hallux-valgus-Operationen an der Klinik Balgrist 1945–1984. Häufigkeit der Operation nach Brandes (1929) und Keller (1982) (—) und der Hallux-valgus-Eingriffe insgesamt (----)

Zusammenfassende Wertung und Schlußfolgerungen

Unter den fast 4000 seit 1945 an unserer Klinik durchgeführten Hallux-valgus-Operationen ist die Großzehengrundglieddebasierung nach Brandes-Keller der am weitaus häufigsten durchgeführte Eingriff (Brandes 1929; Keller 1982). Hauptursache für diesen Umstand dürfte sein, daß an einer Ausbildungsklinik einfache Methoden ohne größere Komplikationsrisiken naturgemäß bevorzugt werden (Abb. 8). Dennoch sind je nach Art und Ausmaß der Deformität und den Ansprüchen des Patienten weitere Verfahren indiziert. Dabei sollen grundsätzlich intakte Großzehengrundgelenke erhalten werden. Dies ist bei einem weichen Vorfuß und einer griechischen Fußform durch einen Weichteileingriff nach McBride (1967) möglich. Werden eine längerdauernde Nachbehandlung und das Risiko einer Metatarsaleosteotomie in Kauf genommen, können durch retrokapitale Osteotomien nach Hohmann (1951) bzw. modifiziert nach Kramer (Lamprecht u. Kramer 1982) kosmetisch und funktionell gute Resultate erreicht werden. Die Arthrodese des Großzehengrundgelenks ist als Rettungseingriff bei unbefriedigenden Zuständen nach Voroperationen, aber auch bei hohen Ansprüchen an Stabilität und Abstoßfunktion der Großzehe angezeigt. Das Einsetzen eines einstieligen Großzehensilastikimplantats nach Swanson (1975) hat sich im Laufe der Jahre so wenig bewährt, daß die Methode hier nicht vorgestellt wurde.

Optimale Resultate scheinen dann erreicht zu werden, wenn für jeden Einzelfall die am besten geeignete Methode indiziert und diese durch einen in dieser Technik Erfahrenen technisch einwandfrei auch durchgeführt wird. Diese an einer Ausbildungsklinik nicht durchwegs realisierbare Forderung dürfte den Trend der Rückkehr von komplizierten zu einfachen Methoden (Abb. 1, Abb. 8) weitgehend erklären.

Literatur

Brandes M (1929) Zur operativen Therapie des Hallux valgus. Zentralbl Chir 56:2434

Crenshaw AH (1971) Campbell's: Operative orthopaedics, 2nd edn. Mosby, St. Louis

Denis A, Debeyre J (1974) L'arthroplastie du gros orteil avec l'implant phalangien en silicone (implant de Swanson). Rev Reum 41:251–256

Du Vries H (1965) Surgery of the foot. Mosby, St. Louis

Geiser M (1976) Die Arthrodese des Großzehengrundgelenkes. Orthop Prax 12:394–397

Hackenbroch M, Witt AN (1973) Orthopäd.-Chirurg. Operationsatlas, Bd 5: Unterschenkel und Fuß, bearbeitet von A. Rütt. Thieme, Stuttgart

Hohmann G (1951) Fuß und Bein, 5. Aufl. Bergmann, München

Imhoff A, Baumgartner R, Blauth W, Büsch HG, Lamprecht E (im Druck) Fehlschläge nach Hallux-valgus-Operationen und ihre Behandlung

Keller B (1982) Das Silastic-Implantat der Großzehe. Dissertation, Universität Zürich

Lamprecht E, Kramer J (1982) Die Metatarsale-I-Osteotomie nach Kramer zur Behandlung des Hallux valgus. Orthop Prax 28:636–645

Lange M (1962) Orthopäd.-Chirurg. Operationslehre. Bergmann, München

Lelièvre J (1967) Pathologie du pied. Masson, Paris

McBride D (1967) The McBride bunion hallux valgus operation. J Bone Joint Surg [Am] 49:1675–1683

Meary R, Ficat C (1975) L'arthrose de la première métatarsophalangienne. Rev Chir Orthop 61:507–515

Michon J, Delagutte JP, Jandeaux M (1973) L'arthroplastie par implants de silastie dans la cure de l'hallux valgus et de arthrites aseptiques de l'articulation metatarsophalangienne. Premiers impressions. In: Actualités de medecine et de chirurgie du pied. Masson, Paris, p 209

Reiter R (1961) Spätresultate nach 1 464 Hallux valgus-Operationen. Z Orthop 94:178–196

Renotte A (1976) Hallux valgus. Résultats tardifs de l'opération de Lelièvre. Rev Med Liège 31:612–614

Schreiber A, Weber A (1974) Die operative Behandlung des lockeren Spreizfußes. Orthopädie 3:13–21

Schreiber A, Zollinger H, Naghachan F (1976) Die Hallux-valgus-Operation nach Brandes. Orthop Prax 12:369–371

Siegrist H (1970) Technik und Indikation der Hohmannschen Operation. Z Orthop 107:495–502

Swanson AB (1975) Silicone implantat resection arthroplasty of the great toe. J Bone Joint Surg [Am] 57:1173

Tomeno B, Aubriot JH (1974) Traitement de l'hallux valgus par l'intervention de McBride (modifiée). Rev Chir Orthop [Suppl 2] 60:150–161

Fehlschläge nach Hallux-valgus-Operationen und ihre Behandlung

A. Imhoff, R. Baumgartner, W. Blauth, H.-G. Büsch und E. Lamprecht

Die Vielfalt operativer Eingriffe zur Behandlung des Hallux valgus zeigt deutlich an, daß die häufigste Zehendeformität weder in ätiologischer noch pathogenetischer, noch klinischer Hinsicht ein einheitliches Krankheitsbild darstellt. Deshalb sind auch verschiedene Operationstechniken notwendig. Seit Bade (1940) seine Monographie über den Hallux valgus geschrieben hat, haben im Lauf der Jahre zahlreiche Autoren unzählige Operationsvarianten vorgeschlagen. Bade nannte damals schon 65 verschiedene Verfahren. Neue sind hinzugekommen, alte wieder neu „erfunden" worden. Rabl hat zu dem Problem der großen Auswahl von Eingriffen beim Hallux valgus Stellung genommen und in seiner „Orthopädie des Fußes" geschrieben: „Man pflegt zwar zu sagen, wenn in irgend einer Sache so viele Operationsmethoden empfohlen werden, dann taugen sie alle nichts. Das stimmt aber nicht. Oft wird das Alte verkehrt nachgeahmt oder ignoriert, wenn jemand eine neue Idee hat."

Nach unseren Erfahrungen sind unbefriedigende Behandlungsresultate relativ häufig zu beobachten. Es fehlen dazu allerdings exakte Zahlenangaben und Analysen aus prospektiven Studien mit akzeptabler Dunkelziffer.

Wir wollen in unserem Beitrag die wesentlichen Ursachen von Fehlschlägen darstellen und Wege ihrer Behandlung aufzeigen. Die Beispiele, die wir ausgesucht haben, stammen aus dem Krankengut der Orthopädischen Universitätsklinik Balgrist in Zürich und der Orthopädischen Universitätsklinik in Kiel.

Allgemeines

Manche Fehlschläge treten auf, wenn die *allgemeinen Richtlinien* zur operativen Behandlung eines Hallux valgus nicht beachtet werden. So sollte z. B. das Operationsverfahren nach dem Alter des Patienten, dem klinischen und röntgenologischen Befund (Ausmaß der Valgusfehlstellung, Arthrose im Großzehengrundgelenk, Länge des 1. Mittelfußknochens etc.), dem Zustand der benachbarten Zehengelenke sowie den funktionellen und ästhetischen Ansprüchen des Patienten ausgewählt werden. *Fehler* und *Gefahren* drohen, wenn der Eingriff *ohne Blutsperre* und mit *mangelhafter Assistenz* vorgenommen wird. Die Operation in *Lokalanästhesie* sollte eine Ausnahme darstellen. Eine sorgfältige Operationstechnik wie bei handchirurgischen Operationen trägt dazu bei, Verletzungen der Gefäße und Nerven oder die Durchtrennung der Beugesehne zu vermeiden und damit die Risiken des Eingriffs zu senken. Dazu dient auch eine *subtile Blutstillung, Drainage* des Wundgebietes, Vermeidung von Ödemen in der postoperativen Phase durch *Hochlagerung* der Gliedmaße (!) und *Zurückhaltung* mit operativen Maßnahmen *bei Entzündungen* des Gelenkes oder des Schleimbeutels, *Störungen* der peripheren *Zirkulation* oder unbehandelten *Stoffwechselleiden*.

Hallux Valgus, Hrsg. Blauth
© Springer-Verlag: Berlin Heidelberg 1986

Wir bringen zum Schluß noch eine Zusammenstellung der Risikofaktoren bei Hallux-valgus-Operationen:

Entzündungen des Gelenks:
– Polyarthritis
– Gicht
– Diabetes mellitus
Vaskuläre Störungen (Trophik)
Neurologische Störungen:
– Spastik
– Lumbale Nervenreizung
Indikationsstellung bei
– rigidem Vorfuß
– multiplen arthrotischen Veränderungen
– posttraumatischen Fehlstellungen
Unsorgfältige Operationstechnik
Lokalanästhesie
Keine Blutleere
Fehlende Nachbehandlung

Weichteileingriffe

Die Operation nach McBride (1928, resp. 1967), modifiziert nach Du Vries (1965) mit Zusatznaht der medialen Kapsel und Raffung des M. abductor hallucis ist ein Verfahren, das bei *jüngeren Patienten* gewählt werden kann, wenn *keine* arthrotischen Veränderungen im Großzehengrundgelenk vorliegen, Kontrakturen im Vorfußgebiet fehlen und der Metatarsus varus primus gut korrigierbar ist. Die *Operation* ist sehr *anspruchsvoll* und mit einem erhöhten Risiko zum Hallux-valgus-Rezidiv, zum Hallux rigidus (Abb. 1) oder zur Überkorrektur im Varussinne belastet, weil das Muskelgleichgewicht zwischen M. abductor und M. adductor hallucis verändert wird. Die hauptsächliche Schwierigkeit besteht darin, den M. adductor hallucis in der richtigen Spannung zu reinserieren und eine leichte Überkorrektur bis zu 5° zu erreichen. Das Risiko der Kapselschrumpfung und sekundären Arthrose darf nicht übersehen werden. Von den 198 nach Du Vries (1965) und McBride (1967) operierten Patienten in der Klinik Balgrist konnten bei Nachuntersuchungen, durchschnittlich 2 Jahre nach der Operation, eine Reihe von Fehlschlägen festgestellt werden, die in Tabelle 1 zusammengefaßt sind. Wie lassen sich diese unbefriedigenden Resultate vermeiden?

Tabelle 1. Fehlschläge nach Weichteileingriffen nach Du Vries (1965) und McBride (1967)

Gesamtzahl der Eingriffe	198	
Unterkorrektur	11	
Überkorrektur	2	
Hallux flexus	2	
Grundgelenkarthrose	8	
davon Reoperationen	4	
– Debasierung nach Brandes (1929)		3
– Arthrodese		1

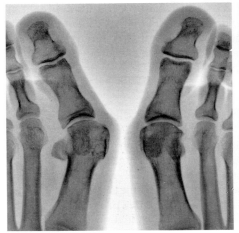
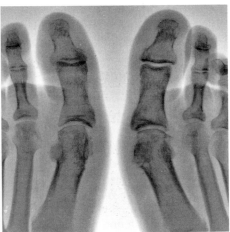
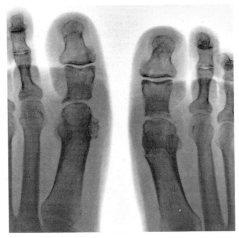

Abb. 1 a–c. A. K., 1934. **a** Schmerzhafter Hallux valgus beidseits (11/1979). **b** Nach McBride-Operation beidseits zunehmende Beschwerden und Rigidität (4/1980). **c** Sieben Monate später Debasierung nach Brandes (1929) beidseits, seither beschwerdefrei nach Einlagenversorgung

– Die *Operationsindikation* muß *sehr eng* gestellt werden und trifft nur, wie bereits erwähnt, bei jüngeren Erwachsenen mit nicht kontrakter Vorfußdeformität und ungestörter Großzehenfunktion zu, nicht aber beim ausgeprägten Spreizfuß, beim Metatarsus elongatus primus und bei Arthrose im Großzehengrundgelenk.

Folgende Ursachen von Fehlschlägen bei Weichteileingriffen nach Du Vries (1965) und McBride (1967) kommen in Frage:
– Rigidität des Vorfußes
– Schwerer Spreizfuß, Valguswinkel mehr als 30°
– Grundgelenkarthrose
– Ägyptischer Fuß (Metatarsus primus elongatus)
– Eine ausgiebige *Kapselraffung* solle *unterbleiben.*
– Die postoperative Behandlung mit *Reaktivierung* der verpflanzten Muskeln, *Nachtschienchen* in Überkorrektur sowie dynamischen Schienen darf ebensowenig fehlen wie das *Tragen geeigneten Schuhwerks,* das der erreichten Zehenkorrektur nicht entgegenwirkt. Wie Röntgenverlaufskontrollen gezeigt haben,

kann die erreichte Korrektur nie gehalten werden. Im Verlaufe von Jahren steigt der Hallux-valgus-Winkel wieder um 5–10° an. Dies wurde in Zürich v. a. bei den Füßen beobachtet, die eine kürzere 2. Zehe aufwiesen und damit nicht zur „Schienung" der Großzehe beitragen konnten, wie es z. B. beim ägyptischen Fuß mit Überlänge der Großzehe der Fall ist.

Debasierung nach Brandes-Keller (Brandes 1929; Keller 1904)

Diese Methode ist das häufigste Operationsverfahren beim Hallux valgus mit gleichzeitiger Arthrose im Großzehengrundgelenk. Die Länge der Resektion des Großzehengrundgliedes sollte vom Hallux-valgus-Winkel abhängig gemacht werden: Bei einem Winkel von ca. 40° begnügen wir uns mit etwa einem Drittel, bei einem Winkel von mehr als 40° mit etwa der Hälfte des proximalen Grundgliedes. In Zürich und Kiel wird die Verlängerung der Sehne des M. extensor hallucis longus unterschiedlich gehandhabt: In der einen Klinik (Kiel) stellt die Verlängerung eher eine Ausnahme dar.

Wird *zu sparsam reseziert,* kommt es zum schmerzhaften *Hallux rigidus* und/ oder zu ungenügender Stellungskorrektur. Funktionelle Störungen sind auch zu befürchten, wenn die *Resektionsfläche nicht glatt* ist, ein *Kortikalissporn* zurückbleibt oder ein Periostlappen aus Flüchtigkeit oder Sorge vor der Beugesehnendurchtrennung im Wundgebiet liegen bleibt. Aus Periost- und Kortikalisresten kommt es dann zu *ossären Neubildungen,* die erhebliche Beschwerden verursachen können (Abb. 2).

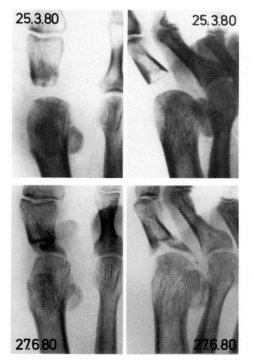

Abb. 2 a, b. S. I., 1930. Regenerierung eines plantaren Sporns aus Periost und Kortikalisresten bei unvollständiger Entfernung der plantaren Kortikalis. **a** Zustand nach Debasierung nach Brandes (1929). **b** Drei Monate später mit plantarer Spornbildung

Wird *zuviel reseziert,* entsteht ein funktionsloses *Schlottergelenk* (Abb. 3a). Die Großzehe verliert ihre stützende Funktion, weil sie durch die insuffiziente lange Beugesehne beim Abstoßen nicht mehr stabilisiert werden kann. Die Großzehenkuppe berührt nicht mehr den Fußboden. Die Abwicklung des Fußes ähnelt dem Zustand, den wir vom Zehenamputierten her kennen. Außerdem treten durch die Verkürzung des 1. Strahls und die relative Überlänge des 2. Strahls *Überlastungen* der *Metatarsaleköpfchen* auf. Überlastungsbeschwerden können auch am Köpfchen des 1. Metatarsaleknochens beobachtet werden, weil die Sesambeine ihre Lage verändern.

Schließlich kann das gestörte Muskelgleichgewicht nach ausgiebiger Debasierung verschiedene *neue Fehlstellungen* hervorrufen: *Revalgisierung* und *Hyperex-*

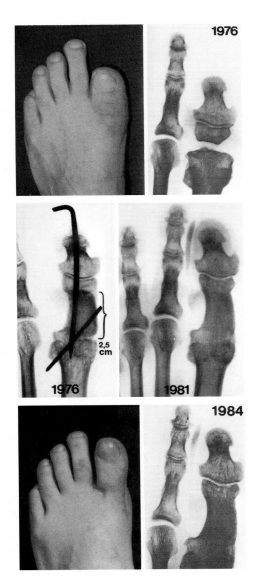

Abb. 3 a–c. N. K., 1917. **a** Funktionslose Stummelzehe nach 3 maliger Grundphalanxresektion. **b** Distraktionsarthrodese um 2,5 cm (1976). **c** Acht Jahre später beschwerdefrei

tension sind häufige Folgen. Aber auch Varisierung und Abweichung in Plantar-flexion kommen vor, und zwar v. a. bei schräger Resektion der Pseudoexostose.

Die genannten Fehlschläge lassen sich vermeiden, wenn die Grundphalanx an richtiger Stelle sorgfältig reseziert wird, die Pseudoexostose in Richtung der Längsachse des 1. Mittelfußknochens und nicht schräg zu ihr abgetragen wird, die Sesambeine und Beugesehnen nach dem Vorschlag von Lelièvre (1981) mobilisiert werden und, bei stärkerer Anspannung, die Extensorsehnen verlängert werden. Wir empfehlen außerdem, einen proximal gestielten Kapsellappen über das Mittelfußköpfchen zu stülpen und diese Weichteile zu interponieren. Der Wert dieses zwischengelagerten Gewebes ist aber umstritten. In der Kieler Klinik wird außerdem ein transossärer-transartikulärer Kirschner-Draht (2–2,2 mm) in den 1. Mittelfußknochen gebohrt. Dieser Draht hat die Aufgabe, die Resektions-fläche des Grundgliedes mindestens 0,5 cm auf Distanz zu halten; er wird erst in der 3. Woche nach der Operation entfernt. Bei Drähten, deren Durchmesser dün-ner als 2 mm ist, besteht die Gefahr, daß die Distanz nicht bestehen bleibt und die Resektionsfläche nach proximal rutscht.

Nachstehend sind die häufigsten Fehler bei der Debasierungsoperation nach Brandes-Keller (Brandes 1929, Keller 1904) zusammengefaßt:
- Zu geringe Resektion der Grundphalanx
- Kortikalissporn
- Fehlende Strecksehnenverlängerung
- Unbeeinflußbare Stellung des Metatarsus primus varus
- Zu großzügige Resektion der Grundphalanx
- Ineffiziente Nachbehandlung.

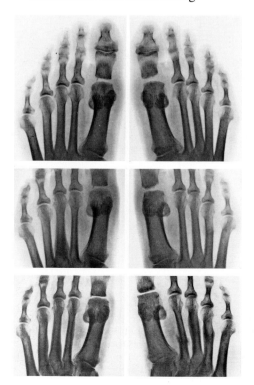

Abb. 4 a–c. M. S., 1921. **a** Debasierung 1974 beidseits mit unveränderten Meta-tarsalgien. **b** Radiologisch sichtbare Marschfrakturen des 3. Strahls links und des 4. Strahls rechts erst 6 Monate spä-ter. **c** 1979 können rückblickend patholo-gische Frakturen beinahe an allen Meta-tarsalia diagnostiziert werden

Beispiele von Überlastungsschäden am 2., 3. und 4. Mittelfußknochen nach starker Verkürzung des 1. Zehenstrahls und damit Verlust seiner Funktion zeigen Fälle von sog. Marschfrakturen, wie in Abb. 4. Diese Erscheinungen kündigen sich oft durch monatelange Metatarsalgien an. Das in Abb. 4 gezeigte Beispiel weist auch auf die Notwendigkeit retrokapital abstützender Einlagen hin. Bei der Einlagenversorgung muß der 1. Strahl deutlich weiter proximal abstützen, um auch die zurückgegebenen Sesambeine vom Druck zu entlasten. Ebenso muß der Scheitel der Abrollhilfe etwas zurückversetzt werden.

Als *Behandlungsmöglichkeiten* bei Fehlern nach Debasierungsoperationen nennen wir:

1. Die *„Verlängerungsarthrodese"* mit autologem Beckenkammspan bei Schlotterzeh nach zu ausgiebiger Debasierung (Abb. 3).
2. Die *sparsame Nachresektion,* ggf. mit Verlängerung der Strecksehne, beim Hallux rigidus. Aber auch hier kann die Arthrodese eine gute Lösung sein.
3. Die *modellierende Nachresektion* des 1. Mittelfußköpfchens nach schräger Abtragung der Pseudoexostose mit gleichzeitiger leichter Medialisierung der langen Strecksehne und transossärer, transartikulärer Kirschner-Drahtfixation in Korrekturstellung für etwa 16–18 Tage.
4. Die *Verlängerung der Strecksehne* nach Hyperextensionsdeformität.
5. Die *Arthrodese* nach Durchtrennung der langen Beugesehne.
6. Die *basisnahe Osteotomie* des 1. Mittelfußknochens bei Hallux-valgus-Rezidiv infolge eines Metatarsus primus varus.

Metatarsale-I-Osteotomie nach Hohmann (1951)

Voraussetzung für den Erfolg dieses Operationsverfahrens ist die *sorgfältige Indikation* und *operative Technik* (Abb. 5). Nur bei frei beweglichem Großzehengrundgelenk ohne arthrotische Veränderungen sollte die Anzeige zur subkapitalen Verschiebeosteotomie gestellt werden. Die Varusabweichung des Metatarsale I sollte nicht mehr als 25° betragen.

Folgende Fehlerquellen kommen bei der Metatarsale-I-Osteotomie nach Hohmann (1951) in Frage:

– Radiologisch feststellbare arthrotische Veränderungen
– Patient älter als 25 Jahre
– Metatarsale primum varum über 25°
– Zu geringe Lateralisation und Plantarverschiebung des Köpfchens
– Zu distal oder zu proximal gelegene Osteotomie
– Zu kurze postoperative Immobilisation im Gips

Gefahren und *Fehler* drohen durch *Pseudarthrosen* im Osteotomiegebiet, v. a. wenn die Knochendurchtrennung zu weit proximal vorgenommen wird (Tabelle 2).

Liegt die Osteotomie zu weit distal, treten Schwierigkeiten bei der Lateralisation und Plantarverschiebung des Metatarsaleköpfchens zur Wiederherstellung der *vorderen Querwölbung* auf. Liegt das Köpfchen zu weit dorsal, bildet sich eine *Exostose* aus und es treten *Überlastungen* des 2. und 3. Strahls auf. Wird das Köpfchen zu weit nach plantar verschoben, ist eine *Läsion der Beugesehnen* mit der Gefahr einer Subluxation der Sesambeine möglich.

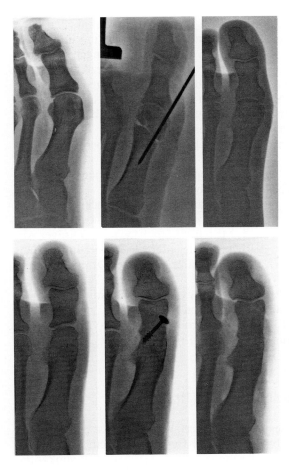

Abb. 5 a–f. F. R., 1948. **a** Juveniler Hallux valgus. **b** Retrokapitale Metatarsaleosteotomie an atypischer Lage (1968). **c** Ein Jahr postoperativ unregelmäßige Kopfkonturen mit subchondraler Zystenbildung. **d** Eine Debasierung wurde deswegen notwendig. **e** Wegen persistierender Beschwerden Arthrodese 1971. **f** Zehn Jahre später beschwerdefrei

Table 2. Fehlschläge nach Metatarsale I-Osteotomie nach Hohmann (1951)

Gesamtzahl der Osteotomien	124	
Pseudarthrose	0	
Rezidivvalgus $> 25°$	13	
Hallux rigidus	5	
Hallus varus	1	
davon Reoperationen	5	
– Debasierung		4
– Arthrodese		1

Bei eingetretener Pseudarthrose kann durch einen *Verschiebespan* mit *Zuggurtungsosteosynthese* in Verbindung mit einer Debasierung nach Brandes (1929) eine Heilung erzielt werden (Abb. 6).

Metatarsale-I-Osteotomie nach Kramer (1982)

Mit dieser Methode kann das gestörte funktionelle Gleichgewicht am 1. Strahl in allen Komponenten wiederhergestellt werden. Das Verfahren besitzt eine *breite*

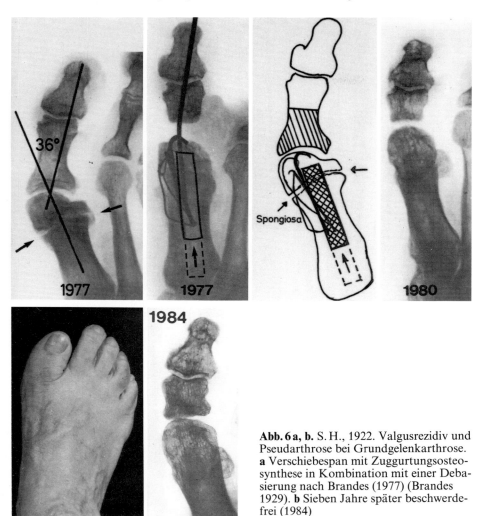

Abb. 6 a, b. S. H., 1922. Valgusrezidiv und Pseudarthrose bei Grundgelenkarthrose. **a** Verschiebespan mit Zuggurtungsosteosynthese in Kombination mit einer Debasierung nach Brandes (1977) (Brandes 1929). **b** Sieben Jahre später beschwerdefrei (1984)

Indikation. Die Fehlerquellen entsprechen denen, die wir bei der Hohmann-Osteotomie (Hohmann 1951) genannt haben:

Osteotomie zu proximal	– Gefahr der sagittalen Aufkippung durch langes distales Fragment, geringe Korrekturmöglichkeiten
Osteotomie zu distal	– Gefahr der Köpfchennekrose
Osteotomie zu flach	– Verringerung des Osteotomiedrucks und Gefahr der Pseudarthrose
Osteotomie nicht senkrecht zur Längsachse	– Gefahr des Abgleitens des Köpfchens
Überkorrektur	

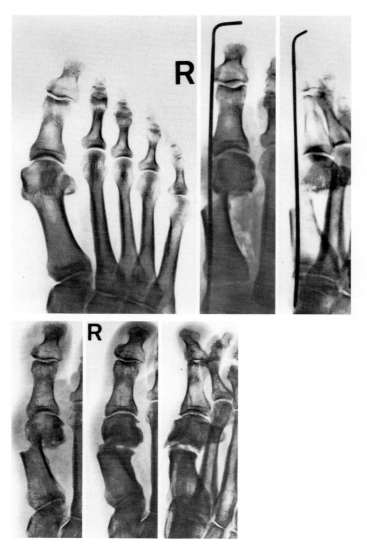

Abb. 7 a, b. E. L., 1932. **a** Osteotomie des Metatarsale I nach Kramer (5/1984). **b** Nach 8 Monaten schmerzhafte Pseudarthrose bei zu flacher Osteotomie und zu weit plantarer Verschiebung des Köpfchens (3/1985)

Besonders ist die Gefahr von Pseudarthrosen zu erwähnen. Im Beispiel der Abb. 7 wurde die Osteotomie zu flach ausgeführt und das Köpfchen zu weit nach plantar verschoben.

Silasticimplantat nach Swanson (1975)

Verkürzung und Instabilität der Großzehe nach Debasierung können durch Implantation eines Silasticimplantats vermieden werden. Diesem Weg stehen aber

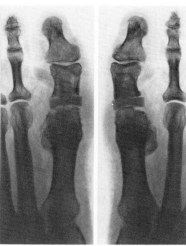

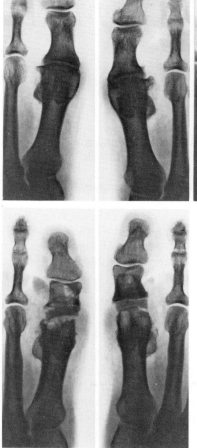

Abb. 8 a–c. A. W., 1923. **a** Schmerzhafte Halluces rigidi beidseits. **b** Beidseitige Implantation einer Silasticprothese (1978). **c** Ein Jahr später massive progrediente Osteolyse und Nekrose der beiden Metatarsaleköpfchen. Abrutschen des Implantatschaftes in die osteolytische Höhle der Grundphalanx (1979)

zahlreiche *Fehlermöglichkeiten* und *Gefahren* entgegen, so daß die Methode kaum mehr verwendet wird. Eine *Lockerung* des Implantats mit osteolytischen Prozessen bis zur Berstung der Grundphalanx kam recht häufig vor (Abb. 8). Auch das *Infektionsrisiko* ist hoch. Die Beweglichkeit im Großzehengrundgelenk läßt nicht selten zu wünschen übrig.

Als *Rückzugsmöglichkeit* nach Entfernung des Implantats bietet sich die *Arthrodese* mit Interposition eines autologen Beckenkammspans an.

Arthrodesen

Selbstverständlich treten auch bei Arthrodesen Fehlermöglichkeiten auf, wie z. B. hinsichtlich der Position der Großzehe. Bei Frauen gilt als Idealwinkel eine Dorsalextension von 20–25°, bei Männern von 10–15°. Zusätzliche Bedingung ist ein

Tabelle 3. Fehlermöglichkeiten der Großzehengrundgelenksarthrodese bei Hallux valgus

Zu wenig valgus	– Endgelenksbeschwerden
Zu viel Dorsalextension	– Probleme bei Schuhversorgung
	Entspricht funktioneller
	Amputation
Rotationsfehler	
Infektion	
Pseudoarthrose	

frei bewegliches Großzehenendgelenk, damit die Zehenkuppe beim Gehen zum Boden kommt und ein Abstoßen ermöglicht. Weitere Fehlermöglichkeiten haben wir in Tabelle 3 zusammengefaßt.

Abschließend stellen wir fest, daß jede operative Behandlungsmethode zur Beseitigung des Hallux valgus ihre beschränkte Indikation besitzt und eine genaue Operationsplanung sowie eine exakte Ausführung erfordert. *Es ist eine falsche Annahme, Zehenoperationen seien kleine, einfache Eingriffe,* die ohne großen Aufwand und größeres Risiko vorgenommen werden könnten. Fehlschläge lassen sich vermeiden, wenn Methoden angewandt werden, die der Morphologie und Pathologie der Fuß- und Zehenfehlstellung angepaßt sind.

Zusammenfassung

Die Autoren befassen sich mit den Fehlschlägen nach Hallux-valgus-Operationen und ihrer Behandlung. Neben Fehlschlägen aufgrund der Nichtbeachtung allgemeiner Behandlungsprinzipien, wie Operation in Blutleere und Allgemeinnarkose, Vermeidung von Risiken bei Zirkulationsstörungen, Entzündungen und Stoffwechselleiden, werden die Fehlermöglichkeiten bei den häufigsten Eingriffen dargestellt und anhand von Beispielen erläutert.

Bei der Debasierung nach Brandes-Keller (Brandes 1929; Keller 1904) sind es zu ausgiebige oder zu sparsame Resektionen der Basis des Großzehengrundgliedes, mangelhafte Beseitigung von Knochenspornen und Periostlappen, schräge Abtragungen der Pseudoexostosen und Verzicht auf Verlängerung der Strecksehne bei zu großer Muskelspannung. An Rückzugsmöglichkeiten und Hilfen werden Verlängerungsarthrodesen, Nachresektionen, Strecksehnenverlängerungen und abstützende Einlagen mit Druckentlastung der Sesambeine am 1. Strahl genannt.

Bei der Hohmann-Metatarsale-I-Osteotomie und verwandten Verfahren können Pseudarthrosen oder Verlagerungen des Metatarsaleköpfchens Schwierigkeiten bereiten (Hohmann 1951). Die Ausheilung von Pseudarthrosen mit Hilfe von stabilen Osteosynthesen und autologen Knochenspanplastiken stellt allerdings keine so hohen Anforderungen dar. Die Silasticimplantate nach Swanson (1975) haben sich offensichtlich nicht bewährt. Lockerungen und osteolytische Prozesse sowie Infektionen zwingen zum Ausbau des Implantats. Auch hier kann die Arthrodese mit Überbrückungsspan im Defektgebiet einen brauchbaren Rückzug bieten.

Die Operation nach McBride (1967), modifiziert nach Du Vries (1965), besitzt nach den Erfahrungen der Autoren keine breitere Indikation mehr, weil die Ergebnisse enttäuschten und Rezidive häufig waren. Retrokapitale Osteotomien stellen die bessere Alternative dar.

Literatur

Bade P (1940) Der Hallux valgus. Z Orthop [Suppl] 71
Baumgartner R (Hrsg) (1972) Die orthopädietechnische Versorgung des Fußes. 5. Internationaler APO-Kurs Zürich. Thieme, Stuttgart
Baumgartner R (1979) Marschfrakturen der Mittelfußknochen. Orthopädieschuhtechnik 11:512
Brandes M (1929) Zur operativen Therapie des Hallux valgus. Zentralbl Chir 56:2434
Du Vries HL (1965) Surgery of the foot, 2nd edn. Mosby, St. Louis
Geiser M (1975) Die Arthrodese des Großzehengrundgelenks. Orthop Prax 4/12:394
Hohmann G (1951) Fuß und Bein, 5. Aufl. Bergmann, München
Keller WL (1904) The surgical treatment of bunions and hallux valgus. New york Med J 80:741
Lamprecht E, Kramer J (1982) Die Metatarsale-I-Osteotomie nach Kramer zur Behandlung des Hallux valgus. Orthop Prax 28:636
Lelièvre J (1981) Pathologie du pied. Masson, Paris
Mayo CH (1908) The surgical treatment of bunions. Ann Surg 48:300
McBride ED (1928) A conservative operation for bunions. J Bone Joint Surg 10:735
McBride ED (1967) The McBride bunion hallux valgus operation. J Bone Joint Surg [Am] 49:1675
Rabl CRH, Nyga W (1982) Orthopädie des Fußes. Enke, Stuttgart
Reiter R (1961) Spätresultate nach 1 464 Hallux valgus Operationen. Z Orthop 94:178
Russe O (1953) Behandlungsergebnisse nach Hallux valgus-Operationen. Z Orthop 83:105
Scholder P (1970) L'avant-pied. Huber, Bern
Swanson AB (1975) Silicone implantat resection arthroplasty of the great toe. J Bone Joint Surg [Am] 57:1173
Witt AN, Kruhl E (1967) Über die Ursache von Mißerfolgen bei Hallux valgus- und Hallux rigidus-Operationen. Z Orthop 102:606

Der Hallux valgus aus der Sicht des niedergelassenen Orthopäden

T. Brinkmann

Die Beratung und Behandlung von Patienten mit einem Hallux valgus nehmen in der orthopädischen Praxis einen breiten Raum ein. Menschen im jugendlichen und im fortgeschrittenen Lebensalter suchen den Arzt für Orthopädie auf, um eine Befreiung von den hartnäckigen Ruhe- und Belastungsschmerzen am „Ballen" oder eine kosmetische Korrektur zu erbitten. Im Krankengut dominiert das weibliche Geschlecht. Die relativ einfach zu stellende lokale Diagnose darf nicht zur Unterlassung von Sorgfalt und Ausdauer bei der Therapie führen. Bei therapeutischen Entscheidungen sind neben dem regionalen Befund die anatomische Fußform, der „Fußindex", die Beweglichkeit der einzelnen Fußgelenke, die muskuläre Entwicklung, die arterielle und venöse Durchblutung, die Beinstatik, das Lebensalter, die funktionelle Beanspruchung, die berufliche und soziale Position, die Kooperation bei einer eventuellen operativen Behandlung und der subjektive Anspruch an das eventuelle operativ angestrebte Behandlungsresultat zu berücksichtigen.

Erfahrungsgemäß steht die konservative Behandlung des Hallux valgus in den orthopädischen Kliniken und Polikliniken, in denen sich der angehende Arzt für Orthopädie in der Fachausbildung befindet, im Hintergrund. Erfahrungen sammelt er bei Praxisvertretungen und in seiner eigenen Praxis. Weiteren Rat kann er sich in der Literatur bei Hohmann (Hohmann 1951) und Rabl (Rabl 1975) holen. Dennoch ist in den Anfangsjahren einer orthopädischen Praxistätigkeit manche Behandlung eines Hallux valgus oder die Entscheidung zur operativen Korrektur durch Mißerfolg und Enttäuschung gekennzeichnet.

Andererseits sind dauerhaft vom Ballenschmerz befreite Menschen treue und anhängliche Patienten.

Das therapeutische Vorgehen beim Hallux valgus ist naturgemäß bei jedem niedergelassenen Orthopäden etwas unterschiedlich.

Die Gründe hierfür sind das unterschiedliche Krankengut jeder Praxis, die persönliche Erfahrung auf orthopädietechnischem und operativem Gebiet, die Möglichkeiten der Zusammenarbeit mit anderen Ärzten oder Kliniken und nicht zuletzt das persönliche Engagement.

Die nachfolgenden Mitteilungen zeigen aber, daß es einige klar erkennbare Gemeinsamkeiten im therapeutischen Vorgehen oder bei der kritischen Betrachtungsweise beim niedergelassenen Orthopäden gibt.

Eine 22 jährige kassenärztliche Praxistätigkeit und umfangreiche operative Belegarzttätigkeit in dritter Generation einer seit 1909 ununterbrochen bestehenden orthopädischen Sozietät erschienen nicht ausreichend, um die „Sicht des niedergelassenen Orthopäden" deutlich zu machen.

Auch der Rückblick auf die von den beiden vorhergehenden Orthopädengenerationen konservativ und operativ behandelten Hallux-valgus-Fälle sowie auf die eigenen über 3000 operativ behandelten Fälle werden der Pluralität des heutigen therapeutischen Vorgehens in der orthopädischen Praxis nicht gerecht.

Hallux Valgus, Hrsg. Blauth
© Springer-Verlag: Berlin Heidelberg 1986

Tabelle 1. Fragebogenversand

	n	Davon ausgewertet	[%]
Hamburg	108	69	64,17
Niedersachsen	235	106	45,58
Schleswig-Holstein	92	52	56,68
Gesamt	435	227	55,48

Um die Behandlung des Hallux valgus aus der Sicht des niedergelassenen Orthopäden möglichst objektiv darzustellen, wurden 435 Fragebogen mit 85 einzelnen Fragen an niedergelassene Ärzte für Orthopädie der Bezirke Hamburg, Schleswig-Holstein und Niedersachsen verschickt (Tabelle 1).

Bei der Beantwortung der einzelnen Fragestellungen sollte zu folgenden Komplexen Stellung genommen werden:
Prophylaxe,
konservative Behandlung,
operative Behandlung,
postoperative Behandlung,
Arbeitsunfähigkeit,
Rezidive,
Zusammenarbeit mit der Klinik.

Prophylaxe

Es sollte die Frage geklärt werden, ob der niedergelassene Orthopäde eine vorbeugende Behandlung bei beginnendem Hallux valgus oder familiärer Disposition durchführt. In den Antworten kommen die langjährige Beobachtungsmög-

Tabelle 2. Vorbeugende Behandlung bei beginnendem Hallux valgus oder familiärer Disposition (n = 227)

	n	[%]
Grundsätzlich ja	158	69,52

Tabelle 3. Vorbeugende Behandlungsmaßnahmen (n = 227)

	n	[%]
Einlagenversorgung	107	47,08
Nachtbandage	95	41,80
Eingearbeitetes Quergewölbe	74	32,56
Fuß- und Beingymnastik	68	29,92
Schlaufensandale	36	15,84
Schuhberatung, z. B. Absatzhöhe	15	6,60
Manuelle Therapie	3	1,32

lichkeit und die Erfahrung bei der Betreuung der Familienangehörigen des Patienten zum Ausdruck (Tabelle 2).

Die vorbeugenden Behandlungsmaßnahmen werden entweder einzeln oder kombiniert zur Anwendung gebracht.

Die hohe Beantwortungsfrequenz erlaubt die Schlußfolgerung, daß der vorbeugenden Behandlung in der orthopädischen Praxis eine erhebliche Bedeutung zugemessen wird (Tabelle 3).

Zusätzlich zu den in der Tabelle 3 aufgeführten Behandlungsmaßnahmen werden in geringem Umfang noch Zwischenzehenkeil und Tapeverbände zur Anwendung gebracht.

Konservative Behandlung

Die Fragestellungen im Komplex „Konservative Behandlung" waren so formuliert, daß eine Antwort auf die Frage, ob eine konservative Behandlung des Hallux valgus bevorzugt wird und welche Gründe zu dieser therapeutischen Einstellung führen, ermöglicht werden konnte. Die Antworten lassen eindeutig eine primär konservative Haltung erkennen. Es kommt eine kritische bis pessimistische Einschätzung der operativen Behandlungsresultate bei einem großen Teil der Beantwortungen zum Ausdruck. Die lange Arbeitsunfähigkeit und die langdauernde Gewöhnungsphase werden ebenfalls als Gründe für eine Bevorzugung der konservativen Behandlung angeführt (Tabelle 4 und 5).

Tabelle 4. Konservative Behandlung (n = 227)

	n	[%]
Bevorzugung	178	78,32
Ausschließlich konservativ	14	6,16

Tabelle 5. Gründe für eine bevorzugte konservative Behandlung (n = 227)

	n	[%]
Unzufriedenheit mit dem Operationsergebnis	90	39,60
Lange Arbeitsunfähigkeit und Gewöhnungsphase	50	22,00
Zu hohe Erwartung des Patienten an das Operationsergebnis	3	1,32
Postoperativ mehr Beschwerden	2	0,88

Tabelle 6. Vorgehen bei der rezidivierenden Ballenbursitis (n = 227)

	n	[%]
Örtlich antiphlogistisch	185	78,32
Medikamentös antiphlogistisch	67	29,48
Schuhweitung	128	56,32
Ballenschutzpolster	121	53,24
Orthopädische Schuhe	55	24,20

Tabelle 7. Indikation für operative Behandlung (n = 227)

	n	[%]
Schmerz	200	88,00
Funktionsstörung	183	80,52
Schuhversorgungswünsche und kosmetische Gründe	94	41,36

Die klinische Symptomatik des Hallux valgus ist gekennzeichnet durch den periostalen Schmerz am 1. Mittelfußköpfchen, durch die rezidivierenden Bursitiden in dieser Region und durch Belastungsschmerzen. Die Beantwortung der Fragen nach dem therapeutischen Vorgehen bei diesen Symptomen bringt grundsätzlich nichts Neues. Die angeführten Behandlungsmaßnahmen werden zum großen Teil in Kombination zum Einsatz gebracht. Die zurückhaltende Einstellung zur operativen Behandlung läßt sich an der Tendenz zur Verordnung von orthopädischen Schuhen ablesen (Tabelle 6).

Schließlich sollte in diesem Fragenkomplex eine Antwort gefunden werden, welche Gründe zur Aufgabe der konservativen Haltung und zur Indikationsstellung zur operativen Behandlung führen.

Es läßt sich die Feststellung treffen, daß therapieresistenter Schmerz und Funktionsstörung zu einer Operationsempfehlung führen.

Entsprechend der eingeschränkten statistischen Verwertbarkeit eines solchen Fragebogens läßt sich keine Aussage über die Häufigkeit einer Operationsempfehlung machen.

Nicht unerheblich ist der Anteil von Schuhversorgungswünschen oder kosmetischen Gründen an der Operationsindikation. Zusammengefaßt sind es fast 50% (Tabelle 7).

Operative Behandlung

Die ambulante Operation des Hallux valgus in der Praxis des niedergelassenen Orthopäden wird häufig durchgeführt (Tabelle 8).

Dabei wurde die niedrigste Operationszahl mit 1 und die höchste mit 50 im Jahr angegeben.

Hingegen ist die Zahl der ambulant in der Praxis operierenden Orthopäden gering. Sie beträgt kaum 25% der Befragten.

Diese Aussage bezieht sich nur auf Hallux-valgus-Operationen, nicht z. B. auf Hammerzehenoperationen.

Die Gründe für eine Ablehnung der ambulanten Hallux-valgus-Operation lassen den Schluß zu, daß nur Orthopäden mit besonderer operativer Neigung, mit Risikobereitschaft und entsprechender operativer Einrichtung ihrer Praxis diese Operation ausführen (Tabelle 9). Zählt man jedoch die Zahl der belegärztlich klinisch operierenden Orthopäden hinzu, so führt knapp die Hälfte der Befragten Hallux-valgus-Operationen durch (Tabelle 10).

Bei einer kritischen Diskussion des operativen Endergebnisses war es von Bedeutung, an welchen Kliniken Hallux-valgus-Operationen durchgeführt werden. Mit diesem Fragenkomplex sollte auch das Überweisungsverhalten des niedergelassenen, nicht selbst operierenden Orthopäden geklärt werden.

Tabelle 8. Ambulante Hallux-valgus-Operation (n = 227)

	n	[%]
In der eigenen Praxis	50	22,00
Gesamtzahl der Hallux-valgus-Operationen im Jahr	514	

Table 9. Ablehnung einer ambulanten Hallux-valgus-Operation (n = 227)

	n	[%]
Wegen fehlender operativer Einrichtung	88	38,72
Wegen forensischer Gründe	81	35,64
Zeitaufwand/Kosten-Nutzen-Verhältnis	22	9,68
Wegen medizinischen Risikos nicht zu verantworten	8	3,52

Tabelle 10. Operativ tätige Belegärzte (n = 227)

	n	[%]
Belegärztlich operativ tätige Orthopäden	46	20,24

Tabelle 11. Überweisung zur operativen Behandlung (n = 227)

	n	[%]
Bevorzugt in Belegarztklinik	86	37,84
In eine andere Klinik	85	37,40
In Universitätsklinik	22	9,68
Zu Orthopäden ambulant	1	0,44

Das Überweisungsverhalten ist nicht einheitlich (Tabelle 11). Viele zusätzliche Bemerkungen der Rücksender des Fragebogens lassen erkennen, daß eine kritische Auswahl der Klinik erfolgt. Die Mitwirkungspflicht des beratenden niedergelassenen Facharztes bei der Indikationsstellung zur operativen Behandlung und bei der Auswahl der Operationsmethode kommt in den Antworten zum Ausdruck. So werden teilweise mehrere Kliniken je nach der gewünschten oder von der Klinik bevorzugten Operationsmethode in Anspruch genommen.

Das Übergewicht der Belegarztkliniken kommt statistisch zum Ausdruck, weil in der Fragestellung keine Trennung zwischen nur ambulant oder zusätzlich belegärztlich tätigem Orthopäden vorgenommen wurde. Von wenigen Orthopäden wird eine Überweisung in eine chirurgische Klinik veranlaßt.

Weil der ambulante oder belegärztlich operierende Arzt die Verantwortung für Operationsindikation und Operationsausführung allein trägt und mit dem Operationsresultat in viel stärkerem Maße konfrontiert wird als der Klinikarzt, war

Tabelle 12. Bevorzugte Operationsmethoden ambulant und belegärztlich (n = 96)

	n	[%]
Keller-Brandes	76	79,04
Osteotomien des 1. Mittelfußknochens	27	28,04
Exostosenabmeißelung	19	19,76
Hüter-Mayo	15	15,60
Lelièvre	1	1,04
McMurray	1	1,04
Endoprothese nach Swanson	2	2,08
Arthrodese (nur bei Rezidiv)	1	1,04

Tabelle 13. Postoperative Fixationsmethode (n = 96)

	n	[%]
Gipsverband	43	44,72
Extensionsschiene oder Extensions-vorrichtung	25	26,00
Keine Fixation	19	19,76
Redressierender Verband	6	6,24

Tabelle 14. Anästhesie bei ambulanten Operationen in der Praxis (n = 50)

	n	[%]
Lokalanästhesie	48	96,00
Maskennarkose	1	2,00
Intubationsnarkose	1	2,00

Tabelle 15. Anästhesie bei Operation in Belegarztklinik (n = 46)

	n	[%]
Lokalanästhesie	15	32,55
Maskennarkose	15	32,55
Intubationsnarkose	13	28,21
Spinalanästhesie	16	34,72

es von Interesse, über die bevorzugten Operationsverfahren, die Fixationsart und Fixationsdauer, die postoperativen Belastungseinschränkungen, die stationären Behandlungszeiten in Belegarztkliniken, die Anästhesieverfahren in der Praxis und Belegarztklinik und etwas über Zwischenfälle zu erfahren (Tabellen 12–15).

Die Tabelle 12 gibt die „bevorzugten" Operationsmethoden wieder. Bei den z. T. sehr engagiert und ausführlich erstellten Beantwortungen dieses Fragenkomplexes ließ sich ein differenziertes Vorgehen erkennen. Die Osteotomien am 1. Mittelfußknochen waren in erster Linie dem jugendlichen Hallux valgus vorbehalten, reine Exostosenabmeißelungen wurden bevorzugt nur beim alten Patienten durchgeführt. Bei der Fixationsart dominiert der Gipsverband.

Auffällig ist die relativ hohe Zahl von Operateuren, die keine postoperative Fixation durchführen.

Das postoperative Belastungsverbot mit Fixation betrug im Durchschnitt 5,89 Tage.

Die stationäre Behandlungsdauer in Belegarztkliniken betrug im Durchschnitt 12,33 Tage.

Von einzelnen Beantwortern wurde auf die Abhängigkeit der stationären Behandlungsdauer von der Operationsmethode hingewiesen.

Bei den Anästhesieverfahren in der Praxis stand die örtliche Betäubung erwartungsgemäß weit im Vordergrund.

Im belegärztlich stationären Bereich kommen die einzelnen dargestellten Anästhesieverfahren gleichrangig zur Anwendung.

Über Operations- oder Anästhesiezwischenfälle wurde nicht berichtet. Ein ambulant operierender Orthopäde berichtete über eine aufgeplatzte Naht bei unerlaubter Belastung.

Ein Belegarzt hatte 4 tiefere Infektionen, die aber komplikationslos ausheilten.

Postoperative Behandlung

Die Nachbehandlung nach Hallux-valgus-Operationen geschieht vorzugsweise in der orthopädischen Praxis und stellt eine wichtige Aufgabe dar. Die morphologische und funktionelle Erhaltung des Operationsergebnisses wird durch schienende und funktionelle Behandlungsmethoden angestrebt. Bei der Auswertung des Fragebogens zeigte sich, daß manche Maßnahmen in Kombination zur Anwendung kommen. Einige Orthopäden bevorzugen nur eine Behandlungsart.

Auch die Dauer der Durchführung der Behandlungsarten ist etwas unterschiedlich (Tabelle 16).

Grundsätzlich kann aber gefordert werden, daß besonders diejenigen Operationsverfahren, die mit einer Verkürzung des 1. Zehenstrahls einhergehen, eine langdauernde und intensive funktionelle Nachbehandlung zur Wiederherstellung des muskulären Gleichgewichts benötigen.

Wie die weiteren Auswertungen zeigen, ist die postoperative Bewegungseinschränkung im Großzehengrundgelenk in vielen Fällen zu befürchten. Deshalb ist

Tabelle 16. Postoperative Behandlung (n = 227)

Behandlungsmethode	Zahl der Ärzte	[%]	Dauer (Monate)
Nachtschiene	137	60,28	4,19
Krankengymnastik	114	50,16	1,87
Schlaufensandale	29	12,76	6,34
Einlagen	165	74,36	–
Hallux-valgus-Strümpfe	3	–	–
Zehenspreizer	2	–	–
Richtungsrolle	2	–	–

auch aus diesen Gründen eine gezielte und längerdauernde krankengymnastische Behandlung zu befürworten. Auf die Notwendigkeit der Selbsterlernung durch den Patienten wiesen einige der Befragten hin.

Arbeitsunfähigkeit

Operative Eingriffe an den unteren Extremitäten führen überwiegend zu längeren Arbeitsunfähigkeitszeiten als Eingriffe an den oberen Extremitäten. Die langen Arbeitsunfähigkeitszeiten nach Hallux-valgus-Operationen machen die hohe funktionelle Beanspruchung des 1. Fußstrahls und des Großzehengrundgelenks deutlich.

Die Antworten zu den Arbeitsunfähigkeitszeiten korrelieren mit den Begründungen für die Bevorzugung der konservativen Behandlung (Tabelle 17).

Die Arbeitsunfähigkeitsdauer wird durch zahlreiche Komponenten mitbestimmt. Nicht nur Operationsmethode und Operationsausführung, sondern besonders auch Kooperationsfähigkeit des Patienten, Gewebequalität, Durchblutungsverhältnisse, berufliche Anforderungen und persönliche Empfindlichkeit spielen eine Rolle.

Um Anhaltungspunkte für die Beratung in der Sprechstunde vor einem operativen Eingriff zu gewinnen, wurde versucht, die durchschnittliche Dauer der Arbeitsunfähigkeit im Hinblick auf berufliche Beanspruchung und ein- oder beidseitige Operation einschätzen zu lassen.

Weiterhin sollte ermittelt werden, wodurch sich der Wiedereintritt der vollen Belastungsfähigkeit nach Hallux-valgus-Operationen am häufigsten verzögert. Schwellungsneigung, Bewegungseinschränkung im Grundgelenk und Metatarsalgie verzögern den Wiedereintritt der vollen Belastungsfähigkeit erheblich. Die mangelnde Kooperation des Patienten als schwer einschätzbarer subjektiver Faktor wirkt offenbar an der Verzögerung mit (Tabelle 18).

Tabelle 17. Dauer der Arbeitsunfähigkeit (Wochen)

Bei einseitiger Hallux-valgus-Operation (n = 202)	Vorwiegend sitzender Beruf	5,23
	Vorwiegend stehender Beruf	7,59
Bei beidseitiger Hallux-valgus-Operation (n = 168)	Vorwiegend sitzender Beruf	5,89
	Vorwiegend stehender Beruf	8,07

34 Befragte lehnen eine beidseitige Hallux-valgus-Operation ab.

Tabelle 18. Verzögerung des Wiedereintritts der vollen Belastungsfähigkeit (n = 227)

	n	[%]
Schwellungen	160	70,40
Bewegungseinschränkung im Grundgelenk	97	42,68
Mangelnde Kooperation	58	25,52
Metatarsalgie	59	25,96
Narbenkontraktur	18	7,92
Infektion	17	7,48
Lockerung von Osteosynthesematerial	3	1,32

Tabelle 19. Ursachen für Rezidive (n = 175)

	n	[%]
Operationstechnische Fehler	90	51,30
Strumpf- und Schuhmode	83	47,31
Nachbehandlungsfehler	65	37,05
Konstitutionelle Gründe	58	33,06
Operationsmethode	50	28,50

Rezidive

175 Kollegen beteiligten sich an der Beantwortung der Frage nach der geschätzten Rezidivquote. Dabei erwies es sich nachträglich sicher als Mangel, den Begriff „Rezidiv" nicht klar definiert zu haben. Im strengen Sinne ist das Rezidiv das Wiedereintreten derjenigen Situation, die vor der Operationsentscheidung bestanden hat. Vielleicht haben sich wegen der unscharfen Bezeichnung des Begriffs „Rezidiv" nicht alle Rücksender an der Beantwortung der Frage beteiligt. Aus den Beantwortungen errechnet sich eine durchschnittliche Rezidivquote von *20,19%.*

Als Ursache für das Auftreten der Rezidive wurden in hohem Maße operationstechnische Fehler und die Operationsmethode verantwortlich gemacht. Aber auch Nachbehandlungsfehler wurden zugestanden.

Besondere Bedeutung für das Entstehen von Rezidiven wurden der Strumpf- und Schuhmode und den konstitutionellen Faktoren zugemessen (Tabelle 19).

Zusammenarbeit mit der Klinik

Zu der Zusammenarbeit mit der operierenden Klinik wurden zahlreiche kritische Äußerungen gemacht (Tabelle 20).

Das Schwergewicht der Kritik liegt bei der zu langen Wartezeit bis zur stationären Aufnahme, der zu langen Dauer der stationären Behandlung und der Operationstechnik. Zum Teil sehr engagiert wurde auf den Umstand eingegangen, daß einige Kliniken die Hallux-valgus-Operation offenbar als Anfängeroperation

Tabelle 20. Zusammenarbeit mit der Klinik – Kritik (n = 89)

	n
Dauer der stationären Behandlung zu lang	47
Zu lange Wartezeit bis zur stationären Aufnahme	39
Operationstechnik	23
Berichtseingang zu lang	15
Mangelnde oder zu späte Richtlinien	12
Operationsmethode	10
Fixierungsdauer zu lang	2
Grundsätzlich gegen Drahtfixation	2
Gegen Vollnarkose	1
Kritik am Belegarzt: Abwerbung von Patienten	1

Tabelle 21. Bevorzugte Operationsmethoden der Klinik
(n = 131)

	n	[1k]
Keller-Brandes	94	71,44
Keller-Brandes oder Hohmann	14	10,64
Keller-Brandes oder Hüter-Mayo	6	4,56
Keller-Brandes oder Magerl	2	1,52
Keller-Brandes oder Niederecker	1	0,76
Nur Arthrodese	3	2,28
Arthrodese oder Hohmann	1	0,76
Lelièvre	2	1,52
Hohmann oder Mitchell oder Keller-Brandes	1	0,76
Hüter-Mayo oder Kramer oder Schede oder McBride	3	2,28
McBride oder Kramer	1	0,76
Doppelosteotomie des 1. Strahles	1	0,76
Kramer oder McBride	1	0,76
Hohmann oder Schede	1	0,76

betrachten. Eine prozentuale Auswertung der Antworten wurde wegen der insgesamt geringen Beteiligung von 89 Rücksendern bei der Beantwortung dieses Fragekomplexes unterlassen.

Das soll aber das Gewicht der Kritik im einzelnen nicht schmälern.

Welche Operationsmethoden bevorzugen die Kliniken?

Bei der Auswertung dieser Frage wurden nur einweisende Orthopäden berücksichtigt, die nicht selber belegärztlich operieren.

Die Beantwortung korreliert mit den Antworten der ambulant oder belegärztlich operierenden Kollegen zum Teil.

Es werden aber eine Reihe weiterer Operationsverfahren genannt, die zahlenmäßig aber im Hintergrund stehen. Eine gewisse regionale Bevorzugung bestimmter Operationsmethoden zeichnet sich ab (Tabelle 21).

Zusammenfassung

Der niedergelassene Facharzt für Orthopädie mißt der vorbeugenden Behandlung des Hallux valgus erhebliche Bedeutung zu. Es werden zahlreiche Behandlungsverfahren zur Anwendung gebracht.

Grundsätzlich wird von der überwiegenden Zahl der Orthopäden eine konservative Behandlung der durch einen Hallux valgus bedingten Beschwerden bevorzugt. Eine kritische Zurückhaltung bei der Stellung der Operationsindikation besteht wegen Unzufriedenheit mit den Operationsergebnissen und langer Arbeitsunfähigkeit und Gewöhnungsdauer.

Etwa 22% der Orthopäden führen Hallux-valgus-Operationen ambulant in der Praxis durch, 20% der Befragten sind belegärztlich operativ tätig. Bei den Operationsverfahren steht die Methode von Keller-Brandes weit im Vordergrund. Eine Differenzierung bei der Auswahl anderer Verfahren zeichnet sich ab.

Bei der postoperativen Behandlung stehen schienende und funktionelle Verfahren zur Erhaltung des Operationsresultats im Vordergrund.

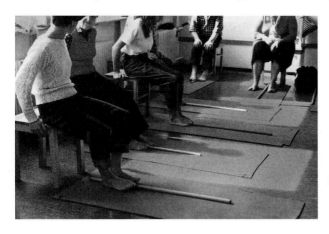

Abb. 1. Krankengymnastische Nachbehandlungsgruppe nach Hallux-valgus-Operation in einer Praxis eines Belegarztes

Beiderseitige Operation wird z. T. abgelehnt. Lange Arbeitsunfähigkeitszeiten werden beschrieben.

Die Rezidivquote nach Hallux-valgus-Operation beträgt nach Einschätzung durch die Befragten durchschnittlich etwa 20%.

Zu der Zusammenarbeit mit der operierenden Klinik gibt es zahlreiche kritische Gesichtspunkte.

Die Auswertung der 227 Fragebogen ergibt eine grundsätzliche Zurückhaltung gegenüber der operativen Behandlung.

Die operative Behandlung bedarf einer noch sorgfältigeren Auswahl des Patienten und der Operationsmethode. Eine straff organisierte, langdauernde und streng kontrollierte postoperative Behandlung ist zu fordern (Abb. 1).

Literatur

Hohmann G (1951) Fuß und Bein, 5. Aufl. Bergmann, München
Rabl C (1975) Orthopädie des Fußes, 5. Aufl. Enke, Stuttgart

Diskussion: Operative Verfahren, Fehler und Gefahren

Gekeler, Sindelfingen: Wir danken Herrn Brinkmann sehr für seine Ausführungen. Wir wissen als Kliniker, wie schwer es ist, sorgfältige Nachuntersuchungen zu machen. Daß sich Herr Brinkmann in der Praxis dieser Aufgabe unterzogen hat, ist ihm ganz besonders zu danken.

Cotta, Heidelberg: Ich möchte Ihnen über eine *Fragebogenaktion* berichten, die ich in der Heidelberger Klinik unternommen habe. Der Fragebogen wurde Patienten zugeschickt, die in den vergangenen 10 Jahren bei uns am Hallux valgus operiert worden sind. Wir wollten wissen, wie sie die *Ergebnisse* beurteilen.

Es wurden *526 Großzehen operiert, 336* konnten mit dem Fragebogen *erfaßt* werden. Fast ausschließlich operieren wir nach Brandes und modifizieren, indem wir einen Kapselperiostlappen interponieren.

Bei einer Patientin, die 6 Monate nach dem Eingriff an einer Lungenembolie verstorben war, konnte ein *Interponat* untersucht werden. Es war deutlich kapillarisiert, und es fanden sich bereits faserknorpelige Umwandlungen.

Das *Durchschnittsalter* (vorwiegend Frauen) betrug 52 Jahre, bei der Hohmann-Operation 21 Jahre.

Nach den subjektiven Kriterien gaben 60% der Patienten Beschwerdefreiheit an; leichte Beschwerden, und zwar von den Spreizfüßen ausgehend, äußerten 30%. 10% der Operierten klagten über Beschwerden.

Ästhetisches Resultat: 75% der Patienten waren mit dem kosmetischen Resultat zufrieden, 25% machten keine Angaben oder waren unzufrieden. Dies trifft allerdings nur für die nach Brandes Operierten zu.

90% der nach dieser Methode behandelten Kranken würden sich *erneut operieren* lassen.

Bei der Operation nach Hohmann äußerten sich 75% in diesem Sinne.

Wir sind zu dem Schluß gekommen, daß *einfache, standardisierte* und *risikoarme* Operationsverfahren überwiegend gute Ergebnisse bringen. Wir haben keine Veranlassung, unser Vorgehen zu ändern.

Hohmann, Erlangen: Es liegt eine große Anzahl von Anfragen vor, die inzwischen in Gruppen sortiert worden sind. Ich möchte die Herren Saalmoderatoren bitten, die ersten Fragen zu stellen.

Gekeler, Sindelfingen: Eine Frage zur *Brandes-Operation* beim Hallux valgus: Führt sie tatsächlich zu überwiegend *positiven* Resultaten? Sind die Patienten und die operierenden Ärzte überwiegend zufrieden? Herr Zollinger möge zunächst noch einmal zur *Indikation der Brandes-Operation* Stellung nehmen.

Indikationen zur Operation

Zollinger, Zürich: Die Anzeige zur Operation nach Keller-Brandes stellen wir bei Patienten, die *keine* sehr hohen *Ansprüche* an die Funktion und die Ästhetik des

Großzehengrundgelenks stellen und bei denen das Gelenk *arthrotisch* so *verändert* ist, daß ein gelenkerhaltender Eingriff nicht vorgenommen werden kann. Wir nehmen auch Patienten hinzu, bei denen es hauptsächlich darum geht, mit einer einfachen, wenig aufwendigen und zuverlässigen Methode Schmerzfreiheit zu erzielen.

Gekeler, Sindelfingen: Würden Sie bei einem *jugendlichen* Patienten und auch bei jüngeren Erwachsenen, die noch keine Arthrose im Großzehengrundgelenk aufweisen, eine solche Operation durchführen?

Zollinger, Zürich: Nein, selbstverständlich nicht. Für mich ist dies eine grundsätzliche Entscheidung. Wenn das *Gelenk intakt* ist, wählen wir in jedem Fall eine *gelenkerhaltende Methode.*

Operationstechniken

Hohmann, Erlangen: Eine Frage zur *Operationstechnik:* Sie erwähnten, Herr Zollinger, daß die *Strecksehne* bei der Brandes-Operation sehr häufig, wenn auch nicht immer, *verlängert* wird. Ich glaube, so denken nicht alle Operateure. Haben Sie nach den Strecksehnenverlängerungen nicht doch gelegentlich Funktionseinbußen des Streckapparates beobachten können?

Zollinger, Zürich: Selbstverständlich, wir haben aber bei unseren vergleichenden Nachuntersuchungen gesehen, daß bei Patienten, bei denen wir die Strecksehne nicht verlängert haben, *Streckkontrakturen* häufiger waren. Im übrigen meinen wir, daß nach einer Strecksehnenverlängerung eine sparsamere Resektion der Grundgliedbasis möglich ist.

Hohmann, Erlangen: Ich möchte Sie fragen: *Wieviel verlängern Sie?* Wie gehen Sie im einzelnen *technisch* vor? Welche *funktionelle Nachbehandlung* nehmen Sie vor? Die Naht ist ja erst frühestens nach 3 Wochen einigermaßen belastungsfähig.

Zollinger, Zürich: Das ist im Prinzip richtig. Wir haben aber keine Nachteile davon gesehen, wenn wir schon nach 10 Tagen z. B. die Großzehe in der Bügelextension aktiv bewegen lassen. Diese *frühe funktionelle Behandlung* ist wichtig, um Verklebungen zu verhindern. Bis der Fuß zur vollen Belastung kommt, ist die Sehne immer so weit konsolidiert, daß sie der Beanspruchung gewachsen ist.

Ihre Frage zur *Technik:* Nach dem dorsomedialen Zugang ist der erste Schritt die *Z-förmige Verlängerung* der Extensorsehne. Wir entscheiden während der Operation, wieviel verlängert werden muß. Nach der Debasierung halten wir die Zehe in Korrekturstellung und nähen erst am Schluß des Eingriffes die Sehnenfragmente zusammen.

Hohmann, Erlangen: In welcher *Stellung* befindet sich dabei das *obere Sprunggelenk?* Gibt es Unterschiede bei Männern und Frauen?

Zollinger, Zürich: Das *obere Sprunggelenk* steht dabei in *Rechtwinkelstellung,* und zwar bei beiden Geschlechtern.

N.N.: Sie haben gesagt, Herr Zollinger, Sie würden mit der Verlängerung der Strecksehne u. U. die Größe des zu resezierenden Anteiles der Grundphalanx etwas kleiner halten können. Ein Drittel ist aber doch das mindeste. Wir resezieren grundsätzlich ein Drittel und in Abhängigkeit von der Länge der Großzehe vielleicht auch einmal die Hälfte, jedoch *nie zwei Drittel,* wie Brandes dies angegeben hat. Mit der *Drittelresektion* verlieren wir mindestens 1 cm an Länge. Dies reicht meistens aus, um die *Strecksehne* sehr deutlich zu entlasten. So können wir auf die *Verlängerung verzichten.*

Zollinger, Zürich: Wir nehmen *auch* eine Drittelresektion vor. Der Spielraum ist vielleicht gerade dieses Drittel. Mit der Strecksehnenverlängerung haben wir den Eindruck, auch bei schweren Deformitäten mit einer Drittelresektion auszukommen.

Gekeler, Sindelfingen: Es liegt folgende Frage vor: „Kann bei der Brandes-Operation *zusätzlich* auch eine Osteotomie des Metatarsale I vorgenommen werden?"

Zollinger, Zürich: Die *proximale Metatarsaleosteotomie* hat den *Vorteil,* daß sie eine stärkere Korrektur des Metatarsus primus varus erlaubt. Sie hat aber den *Nachteil,* daß die Fehlstellung im Großzehengrundgelenk verstärkt wird. Wir führen deshalb die *Basisosteotomie nie* für sich *allein* aus, sondern immer in Kombination entweder mit einer Debasierung oder mit einem zügelnden Weichteileingriff.

Rütt, Würzburg: Ich möchte noch einmal auf die *Strecksehnenverlängerng* zurückkommen: Wenn nach der Resektion des Grundgliedes für 10 Tage etwa eine *Extension* angelegt wird, sehe ich darin keinen rechten Sinn. Die meisten Patienten sind ja älter als 50 Jahre. Wir legen allergrößten Wert darauf, sie so kurz wie möglich im Bett liegen zu lassen. Deshalb nochmals die Frage: Ist eine Strecksehnenverlängerung wirklich indiziert? Führt sie nicht zu längerem Krankenhausaufenthalt, zu höheren Kosten und längerer Arbeitsunfähigkeit?

Brussatis, Mainz: Rationell sind die Überlegungen von Herrn Rütt völlig richtig. Trotzdem, auch wir gehen so vor, wie herr Zollinger und die Kollegen im Balgrist. Wenn wir postoperative Fehlstellungen beobachten, dann ist dies bei den Patienten der Fall, bei denen wir keine Sehnenverlängerung vorgenommen haben. Wir müssen dann hinterher verlängern. Die Verlängerungsoperation verlängert *nicht* die postoperative Liegezeit. Ich möchte nur betonen, daß in meiner Klinik die *Sehnenverlängerung* in jedem Falle *obligat* ist.

Schlegel, Essen: Ich möchte Herrn Zollinger fragen, warum er die Brandes-Operation nicht dann, wenn die Großzehe kürzer ist, mit dem Vorgehen nach Regnaud verbindet. Die Gelenkfläche kann ja zugerichtet und wie ein Druckknopf in die Resektionsstelle eingefügt werden.

Zollinger, Zürich: Die *Methode von Regnaud* besteht darin, daß man die Basis der Großzehe zu einem Zapfen zurichtet und einstaucht. Der Eingriff ist *technisch anspruchsvoller* als die hier gezeigten Methoden. Wir haben die Operation einige Mal praktiziert. In unserer Region wird von manchen erfahrenen Kollegen dieser Eingriff vorgenommen und zwar mit guten Resultaten. Ich meine, die Operation eignet sich *nicht* für eine *Ausbildungsklinik.*

Hertel, Cuxhaven: Herr Zollinger nimmt, wenn ich recht gesehen habe, *keine Weichteilinterposition* vor. Wollen Sie sich, Herr Zollinger, dazu noch einmal äußern und eine Begründung abgeben?

Zollinger, Zürich: Wir haben *nicht nur Vorteile* von einem *Kapselinterponat* gesehen und führen dies deshalb nur bei ausgeprägten Köpfchenarthrosen durch.

Cotta, Heidelberg: Herr Zollinger, Sie haben in Ihrem Vortrag erwähnt, daß Sie hin und wieder beobachtet haben, daß die Großzehe nach der Brandes-Operation etwas *schlottert.*

Wir haben die Erfahrung gemacht, daß nach einer Interposition – etwa 3–4 Wochen nach der Operation – sehr darauf geachtet werden muß, daß keine Kontraktur auftritt! Die Patienten werden frühzeitig angehalten, ihr Grundgelenk im Wasser und auch beim Gehen zu bewegen. Wir haben nach der *Interpositionsarthroplastik* nie erlebt, daß das Grundgelenk schlottert. Der Fall, den wir autoptisch untersuchen konnten, wies bereits einen belastungsfähigen Faserknorpel auf. Wir werden die Interpositionsarthroplastik weiter durchführen.

Imhäuser, Köln: Ich möchte etwas zur *Historie* sagen: Ich wurde vor 32 Jahren Nachfolger von Prof. Brandes. Ich habe ungezählte, von ihm operierte Halluxvalgus-Patienten untersucht. Unzufriedene Patienten habe ich kaum gesehen. Alle Zehen waren zwar ästhetisch nicht besonders schön, weil sie zu kurz waren. Brandes hat *nie* die Strecksehne *verlängert.* Er hat allerdings eine Fehlstellung gefürchtet, die genannt worden ist, nämlich die Dorsalextension. Deshalb hat er die Großzehe *nach* der *Teilresektion* immer *in Beugestellung fixiert,* und zwar über 8 Tage! Die Gefahr der Schlotterigkeit, auf die schon eingegangen worden ist, besteht nach der Hallux-valgus-Operation, insbesondere dann, wenn es zu Verletzungen der Beugesehne gekommen ist.

Hipp, München: Ich möchte erwähnen, daß ich in den letzten 20 Jahren nur sehr wenige Strecksehnen verlängert habe. Allgemein gesehen, bringt uns die Strecksehnenverlängerung keinerlei Vorteile. Nach dem Eingriff sollte man, darauf hat Herr Imhäuser eben hingewiesen, nicht in Streckstellung, sondern in Beugestellung fixieren.

Noch eine Bemerkung zur *Schnittführung:* Ich meine, es ist zweckmäßiger, den Hautschnitt medialseitig zu legen und nicht dorsomedial, weil der mediale Schnitt ästhetisch günstiger ist und bei Kontrakturen weniger Probleme bietet.

Hohmann, Erlangen: Ich möchte eher der Ansicht von Herrn Zollinger beipflichten. Die Strecksehnenverlängerung hat sehr wohl ihre Indikation, denn es gelingt uns, mit diesem Vorgehen das Gleichgewicht zwischen Beugern und Streckern besser zu kontrollieren und besser einzustellen. Wir erzielen dann keine Schlotterzehen, wenn wir so verlängern, daß die Resektionsstrecke relativ kurz gehalten werden kann.

Gekeler, Sindelfingen: Herr Petersen, Hannover, hat noch eine Frage.

Petersen, Hannover: Ich möchte noch einmal auf die *postoperative Fixation* zurückkommen. Bisher hat man wohl den Verband in den Vordergrund gestellt. Wir fixieren seit Jahren mit einem *transossären Kirschner-Draht.* Wir wählen für die erste Woche eine leichte Plantarflexionsstellung. Nach einer Woche wird der Kirschner-Draht entfernt.

Rompe, Heidelberg: Ich möchte Herrn Petersen fragen, was er mit dem distalen Kirschner-Drahtende macht. Die Korken, die Sie aufsetzen, halten doch nicht, und wenn Sie keinen Gipsschutz anlegen, bleiben die Füße dauernd in der Bettdecke hängen.

Petersen, Hannover: Wir lassen das Drahtende relativ weit vorstehen und benutzen entsprechend große Korken. Wir schieben die Korken auf. Sie halten 1 Woche und können dann abgenommen werden. Das ist kein Problem.

Cotta, Heidelberg: Herr Petersen, wenn Sie den Draht von der Zehenkuppe ins Metatarsale I hineinbohren, besteht die Gefahr, daß sich der *Zeh* über dem Draht verkürzen kann und nach proximal aufstaucht. Bei Drahtfixation extendieren wir zusätzlich.

Zwischenruf aus dem Auditorium: Extendieren Sie nicht mit Hilfe eines Nagels oder eines Drahtes?

Cotta, Heidelberg: Ja, wir extendieren 12 Tage. Ich habe Fälle gesehen entweder durch den Nagel oder mit Kirschnerdraht.

Gekeler, Sindelfingen: Das kann ich bestätigen. Die axiale Drahtfixation allein reicht nicht aus, um die Zehen in Distraktionsstellung zu halten. Es wäre interessant zu hören, ob Herr Imhoff bei seinen Nachuntersuchungen ähnliche Beobachtungen machen konnte.

Imhoff, Zürich: Wir haben relativ oft Fehlstellungen in Hyperextension gesehen, v. a. in jenen Fällen, in denen die Extensorensehne nicht verlängert worden war. Seit vielen Jahren wird nun bei uns, wie dies Herr Zollinger bereits ausgeführt hatte, die Extensorensehne Z-förmig verlängert. Seither sahen wir kaum mehr Fälle mit einer Fehlstellung in Hyperextension. Bei den meisten Fällen ist zudem zu wenig reseziert worden, so daß ein schmerzhafter Hallux rigidus entstehen konnte.

Hofer, Salzburg: Ich komme auf die Bemerkung von Herrn Cotta mit dem Kirschner-Draht zurück. Bei *atrophischem Knochen* kann das Grund- und Endglied über diesen *Stift rutschen,* und man braucht deshalb noch eine *Extension.* Früher haben wir die Extension am Großzehennagel angelegt, heute gehen wir durch die Haut. Damit kommt man aus.

Noch ein *Hinweis zur Resektion:* Bei atrophischem Knochen kann es passieren, daß man das Grundglied mit der Zange zerquetscht. Wir benutzen eine *Säge!* Dies ist die schonendste Methode der Resektion.

Gekeler, Sindelfingen: Herr Endler hat sich zu Wort gemeldet.

Endler, Wien: Seit den fünfziger Jahren habe ich überwiegend eine Resektionsinterpositions-Arthroplastik im Bereich des Großzehengrundgelenks bei Hallux valgus vorgenommen und mehrere tausend Fälle operiert. Ausnahmsweise wurde eine Extensorenverlängerung bei Dorsalflexions-Kontrakturen dosiert durchgeführt. Wesentlich ist eine genaue metrische Planung der Resektionslänge der Grundphalange beim Brandes, wobei die Resektionsfläche am Stumpf sorgfältig mit einer speziellen Konkavraspel der Konvexität des Tarsalköpfchen I anmodelliert werden muß. Zusätzlich die Interposition eines distal gestielten Kapsel-Fascienlappens. Bei schwereren Formen Abductorplastik. Selektiv beim Flachfuß mit aufgebogenem Metatarsale I bei Valguswinkel über 60° und starkem Spreizfuß modellierende Teilresektion des Metatarsaleköpfchens I mit proximal gestielter Interpositionsplastik und partieller Abductorplastik. Inkongruenzen der Resektionsflächen im Grundgelenk führen zwangsläufig zu konzentrierten Druckschäden und umschriebenen Osteochondrosen. Zusätzliche Valguskorrektur durch mondsichelförmige mediale Hautresektionen. Hautnekrosen wurden nicht beobachtet. Köpfchen I Teilresektion. Bei allen Hohlfußtypen sowie kurzem Metatarsale I Köpfchenresektion kontraindiziert. Osteotomien am Metatarsus I werden bei uns in der Regel vom Patienten abgelehnt. Im Alter unter 40 Jahren wenn möglich Exostosenabtragung und Sehnenweichteilplastik. Keine postoperativen Extensionen der Großzehe, keine starren Verbände, nur elastische Schaumstoffstellungskorrektur. Sofortmobilisierung, I–II postop Tag, 24 h Haemo vac-Drainage.

Bei Patienten, bei denen keine Interposition vorgenommen worden ist, habe ich leichte Verkantungen, punktförmige Abstützungen und lokale Osteochondritiden im Grundgelenk gesehen. Um die Verkantungen zu vermeiden, habe ich vor ca. 25 Jahren eine spezielle Raspel konstruiert, die das Resektionsstück konkav gestalten hilft.

Nur beim Klauenfuß und bei der Krallenzehenstellung haben wir eine dosierte Verlängerung der Strecksehne vorgenommen.

Im übrigen wollte ich darauf hinweisen, daß ein englischer Kollege die Patienten, bei denen eine Brandes-Operation vorgenommen worden ist, auf einer Druckmeßplatte untersucht hat. Er war sehr unzufrieden mit den Ergebnissen und meinte, es sei so, als wenn man die Großzehe amputiert habe.

Gekeler, Sindelfingen: Denken wir daran, auch die *Verbandstechnik* ist wichtig! Blutverkrustete, harte *Verbände* sollten *rechtzeitig* entfernt werden. Ich meine, darauf sollte noch hingewiesen werden.

Hertel, Cuxhaven: Es liegen noch Fragen zu dem Vortrag von Herrn Imhoff vor, und zwar zur Komplikation „*Schnürfurchen der Haut*". Entstehen sie wegen der ungenügenden Mobilisation der Haut oder hängen sie mit Drehfehlstellungen der Zehe zusammen. Was tut man dagegen?

Imhoff, Zürich: Wenn in der Frühphase die Längsextension gewissenhaft kontrolliert wird, ist ein Fehler nicht zu befürchten. Anschließend erfolgt ja die Mobilisation durch den Patienten selbst. Er massiert leicht seinen Zeh, nimmt kalte und warme Salzbäder. Schnürfurchen haben wir praktisch keine gesehen, höchstens bei zu extremer Resektion der Grundphalanx. Dies hat eine bedeutungslose Stummelzeh zur Folge und entspricht funktionell einer Großzehenamputation.

Hohmann, Erlangen: Wir wollen jetzt zu einem anderen Fragenkomplex übergehen:
    Welche *operativen Eingriffe* sind bei *jüngeren Patienten* mit nicht arthrotischen Großzehengrundgelenken angezeigt?

Zollinger, Zürich: Im Prinzip sollten wir als Orthopäden ein Gelenk möglichst erhalten, solange das Gelenk seine Funktion ausführen kann. In diesem Sinne halten wir die *Osteotomien* und im speziellen die Hohmann-Osteotomie oder deren Modifikationen, v. a. bei noch nicht so alten Patienten, für eine *gute Methode,* wenn die Zehenabweichung nicht sehr ausgeprägt ist.

Cotta, Heidelberg: Herr Zollinger, meinen Sie mit der Hohmann-Operation den von Ihnen modifizierten Eingriff? Hohmann hat ja einen trapezoiden Keil herausgenommen, während Sie einen Keil mit medialer Basis entfernen, um das Köpfchen etwas zu kippen.

Zollinger, Zürich: Ja, wir verwenden beide Keilarten. Im Augenblick ist die *Modifikation nach Kramer* bei uns im Schwange. Ich kann noch nicht sagen, wie wir in 2 Jahren zufrieden sein werden. Ich möchte mich deshalb nicht auf eine spezielle Methode festlegen, sondern nur sagen, daß wir eine *retrokapitale Osteotomie* bevorzugen.

Hohmann, Erlangen: Es ist ja eine ganze Reihe von retrokapitalen Osteotomien empfohlen worden. Wir leben heute im Zeitalter der *stabilen Osteosynthese*. Wird ein solches Vorgehen bei den retrokapitalen Osteotomien empfohlen?

Cotta, Heidelberg: Ich meine auch, wir sollten noch über die *Osteotomien* mit *stabiler Osteosynthese* sprechen, so auch über das von *Magerl* angegebene *Verfahren*.

Jünger, Innsbruck: Ich habe einige Erfahrungen mit der *Magerl-Osteotomie* und habe auch einige Patienten ohne Gipsverband weiterbehandelt. Das Problem bei diesen Osteotomien ist die Indikation. Was machen wir, wenn zur Valgusstellung des Köpfchens noch eine zusätzliche Subluxation im Grundgelenk hinzukommt? Eine Osteotomie für sich allein ist dann ungenügend, zusätzliche Weichteileingriffe mit Kapsulotomien bringen dann ein erhöhtes Risiko für die Durchblutung des ersten Metatarsalköpfchens.

Cotta, Heidelberg: Und man muß durch einen zweiten Eingriff das Osteosynthesematerial wieder herausnehmen.

Joller, St. Gallen: Selbstverständlich wenden wir an unserer Klinik die *Osteotomie nach Magerl* an. Sie wurde ja auch bei uns entwickelt. Das Problem der Subluxation des Gelenks bei Valgusdeformität lösen wir so, daß wir durch einen kleinen Zusatzschnitt lateral-dorsal die laterale Kapsel etwas inzidieren und dann die Grundphalanx reponieren. Man sollte nicht durch den gleichen medialen Schnitt vorgehen, weil sonst die Gefahr von Nekrosen des Metatarsaleköpfchens besteht. Die *Osteotomie* ist *technisch recht schwierig*. Sie wird bei uns aber auch von Assistenten vorgenommen. Man hat alle Korrekturmöglichkeiten, kann das Köpfchen zur Plantarseite hin verschieben, man kann es lateralisieren und die Valgität beseitigen. Besteht eine valgische Phalanx, kann durch eine Osteotomie an der Grundphalanx mit medialer Keilentnahme auch diese Deformität korrigiert werden.

Die postoperative Behandlung erfolgt in nahezu 100% der Fälle funktionell: Die Patienten stehen am 2. Tag auf und dürfen ihre Ferse voll belasten. Etwa am 5. Tag beginnen sie mit Zehenübungen. Insgesamt müssen die Kranken über den lateralen Fußrand abrollen.

Cotta, Heidelberg: Herr Kollege Joller, es handelt sich doch in ihrem Krankengut um Patienten, die vom Alter her auch für die Hohmann-Osteotomie geeignet gewesen wären. Bei älteren Kranken gehen Sie doch wohl nicht so vor, wie Sie uns das hier dargestellt haben?

Joller, St. Gallen: Die *Indikation* für die *Magerl-Osteotomie* stellen wir nach den Richtlinien, die Herr Zollinger genannt hat. Auch bei älteren Patienten wenden wir eigentlich die Keller-Brandes-Methode fast nie an. Wir benutzen lieber die von Ihnen exotisch benannte Regnauld-Technik mit Reimplantation der pilzförmig zugerichteten Gelenkfläche.

Hertel, Cuxhaven: Ich möchte noch einmal auf die Indikation zur retrokapitalen Osteotomie zurückkommen. In dieser Hinsicht liegen doch Unterschiede zwischen der Hohmann- und der Kramer-Osteotomie vor. *Hohmann* hat meines Wissens eine *Altersgrenze* genannt und gefordert, daß das Grundgelenk frei von arthrotischen Veränderungen sein soll. Bei *Kramer* gibt es *keine Altersgrenze*. Arthrotische Veränderungen können vorliegen, die Beweglichkeit im Großzehengrundgelenk sollte aber auch ein gewisses Ausmaß haben, soviel ich weiß, ca. 60°.

Lamprecht, Winterthur: Die von Herrn *Kramer* entwickelte *Osteotomie* wird seit 1973 durchgeführt, das sind jetzt 12 Jahre. Die Indikationen wurden allmählich erweitert und zwar aufgrund unserer guten Erfahrungen. Die Grundidee war die, ein Verfahren zu entwickeln, mit dem man sehr viele Möglichkeiten zur Korrektur von Fehlstellungen am 1. Strahl besitzt. *Hauptvoraussetzung* zur Operation ist die *freie Beweglichkeit* im *Großzehengrundgelenk*. Technisch gehen wir so vor, daß wir den Draht bis auf Höhe der Osteotomie vorlegen und erst dann osteotomieren unter Entfernung eines medialblasigen Keils. Das distale Fragment wird maximal lateralisiert und gleichzeitig etwas nach plantar verschoben. Dann endgültige Fixation mit dem intraossär eingeführten Kirschner-Draht. Die Erfahrungen haben gezeigt, daß die Beweglichkeit im Grundgelenk erhalten bleibt. Aber auch wir haben sekundär rigide Grundgelenke gesehen. Vielleicht war die Indikation in diesen Fällen zu weit gestellt. Es waren jedoch nicht immer die alten Patienten, deren Gelenke einsteiften.

Wir haben unsere Patienten mehrmals nachuntersucht und dabei feststellen können, daß sich geringe arthrotische Veränderungen im Großzehengrundgelenk sogar erholen können.

Zum *präoperativen Bewegungsausmaß:* Wir haben gefordert, daß *eine Dorsalextension von etwa 40°* vorhanden sein sollte, wenn man nach Kramer osteotomiert. Entscheidend für ein Verfahren ist die Möglichkeit, damit den 1. Strahl funktionell wieder herzustellen. Mit der Kramer-Methode ist dies möglich. Wir können so die Funktion auch auf lange Sicht erhalten.

Hertel, Cuxhaven: Ich möchte Frau Lamprecht noch bitten, zum *Alter der Patienten,* die sich für die Kramer-Osteotomie eignen, etwas zu sagen.

Lamprecht, Winterthur: Die Heilungsdauer der Osteotomie ist relativ kurz. Durch die schräge Lage der Osteotomieflächen und der darauf erfolgten Lateralisation des distalen Fragments wird der Konsolidierungsdruck groß. Deshalb reicht ja auch erstaunlicherweise die Fixation mit diesem einen Draht aus. Nur wenn uns dieser nicht absolut stabil erscheint, kann ein zweiter Kirschner-Draht eingeführt werden.

Eine *Altersgrenze gibt es* eigentlich *nicht*. Die älteste Patientin ist 80 Jahre alt und zeigte postoperativ einen völlig normalen Verlauf. Wir versorgen mit der Kramer-Methode sehr viele Patienten zwischen 60 und 70 Jahren. Die Mehrzahl unserer Kranken befindet sich im mittleren Lebensalter. Nach dem Vortrag von Herrn Brinkmann ist mir aufgefallen, daß die Patienten, die nach Hohmann operiert worden sind, dem Resultat kritischer gegenüberstehen, als die nach Brandes operierten. Der Anspruch an die Ästhetik ist bei jüngeren Patienten wohl höher.

Abschließend kann ich noch einmal unterstreichen, daß die Konsolidierungszeit für die schräge Osteotomie nach Kramer nicht vom Alter abhängt.

Hertel, Cuxhaven: Es liegt eine Diskussionsmeldung von Herrn Kollegen Stephan aus Hamburg vor. Er hat 100 Operationen nach Kramer vorgenommen und seine Patienten offenbar nachuntersucht. Wir wollen ihm kurz Gelegenheit zur Stellungnahme geben.

Cotta, Heidelberg: Darf ich vorher noch kurz eine Frage stellen, vielleicht kann sie gleich mit beantwortet werden?

Wenn man sich seit Jahrzehnten mit der Biomechanik des Gelenks befaßt, auch im Zusammenhang mit der Entstehung von Arthrosen, dann muß man offenbar umdenken. Wenn ein so geschädigtes Gelenk, wie das Großzehengrundgelenk, bei der Operation eröffnet wird, so sieht man Osteophyten, Knochenplatten etc. Wenn wir dieses Gelenk umstellen und danach erfahren, daß der Zustand besser als vorher ist, so müßten doch die Grundsätze, die auch Herr Tillmann angeführt hat, revidiert werden. Die Pauwel-Regeln müßten verändert werden. Ich kann mir einfach nicht vorstellen, daß ein arthrotisches Gelenk, das durch eine Schräg-osteotomie in eine andere Ebene umgestellt wird, danach nicht mehr schmerzt und keine Bewegungsbehinderung zeigt. Ich kann mir nur vorstellen, daß dieses Gelenk langsam versteift und mit der zunehmenden Versteifung auch die Schmerzen nachlassen.

Stephan, Hamburg: Die Frage ging wohl noch an Frau Lamprecht.

Ich wollte lediglich ein paar Dias zeigen, und zwar von 76 Operationen nach Kramer, die wir von Ende 1982 bis Ende 1984 in Hamburg-Eppendorf durchgeführt haben. Wir haben durchweg recht gute Ergebnisse erzielt. Mir geht es aber bei meiner Diskussionsbemerkung um einen speziellen Gesichtspunkt: Bei der *Kramer-Operation* sollte man u. E. den Großzeh *leicht varisch einstellen.* Wir fanden, daß durch die Kramer-Osteotomie der 1. Strahl in seiner Kontinuität gewissermaßen unterbrochen und für die Heranziehung zum Hallux-valgus-Winkel unbrauchbar wird.

Hertel, Cuxhaven: Herr Stephan, uns interessiert: Wie haben Sie es mit dem *Alter* der Patienten gehalten, wie haben Sie Ihre *Indikationen* zur Kramer-Osteotomie gestellt?

Stephan, Hamburg: Wir haben, wie schon Frau Lamprecht festgestellt hat, bei der *Kramer-Osteotomie keine Altersgrenze* angenommen. Außerdem achteten wir auch darauf, daß genügend Dorsalextension vorhanden war, mindestens 40°. Wie sich die Arthrose nach der Operation zurückgebildet hat, kann ich nicht beurteilen.

Edelmann, Cuxhaven: Gestern hat Herr Schneider bei dem Seminar über intertrochantere Osteotomien ein histologisches Bild eines Hüftkopfes gezeigt, bei dem nach einer Umstellungsosteotomie ein Knorpelregenerat entstanden war. Ich glaube, ich muß auch umlernen.

N.N.: Nein, ich glaube dies nicht. Bei dem Patienten von Herrn Schneider handelte es sich um einen jungen Mann. In diesem Alter gibt es natürlich *regenerative Potenzen* am Knorpel, die man durch Umstellungsosteotomien hervorrufen kann. Die Patienten, über die wir uns bei der Kramer-Osteotomie unterhalten, sind aber 50 und 60 Jahre alt. Hier ist die regenerative Potenz doch nicht mehr so vorhanden.

N.N.: Vielleicht läßt sich das Phänomen der Erholung des Gelenks nach der Osteotomie auf andere Weise erklären. Der Patient mit einem Hallux valgus wird ja wegen Arthroseschmerzen und Schmerzen über dem Großzehenballen und den damit einhergehenden Schuhproblemen operiert. Ich kann mir vorstellen, daß der Patient, der an einer Arthrose leidet, aber keine Arthroseschmerzen besitzt, wohl aber Schuhprobleme wegen rezidivierender Bursitiden und Pseudoexostosen hat, mit einer Kramer-Osteotomie doch recht gut klarkommt.

Perner, Göttingen: Wir sehen ja auch bei Knieumstellungen, daß die Patienten mit schweren Arthrosen nach der Osteotomie völlig beschwerdefrei werden.

Weseloh, Erlangen: Vielleicht kann die Beschwerdebesserung doch als Folge der gelenknahen Osteotomie bewertet werden, wie dies auch bei Osteotomien nach Benjamin an der Schulter, der Hüfte und am Knie häufig zu beobachten ist.

Brussatis, Mainz: Ich möchte Herrn Zollinger noch einmal ansprechen. Ich glaube nicht, daß die Kramer-Osteotomie bei älteren Patienten ein Gewinn ist. Der Patient möchte gern in kürzester Zeit seine Beschwerden loswerden, und der größte Teil der Patienten hat doch Schmerzen über der Exostose und nicht im Gelenk. Die Operation nach Brandes hat den großen Vorteil, daß der Patient schon bald belasten kann. Welche Vorteile sehen Sie bei der Kramer-Osteotomie, die letztlich eine modifizierte Operation nach Mitchel ist? Ich kann mir vorstellen, daß es sich lediglich um einen kosmetischen Effekt handelt.

Zollinger, Zürich: Ich bin mit Ihrer Argumentation einverstanden. Eine zu weite Indikation für die Kramer-Osteotomie kann ich nicht unterstützen. Ich würde keine *Kramer-Osteotomie* an einem *Gelenk* machen, das bereits *arthrotisch* verändert ist oder bei dem arthrotische Beschwerden bestehen. Nur an einem intakten Gelenk würde ich diese retrokapitale Osteotomie vornehmen und nur dort, wo die Schmerzen durch die Pseudoexostose bedingt sind. Ich habe auch nie etwas anderes gesagt.

Hohmann, Erlangen: Liegen bei unseren Saalmoderatoren noch Fragen vor? Wenn das nicht der Fall ist, so sollten wir zu der *Weichteil*operation nach *McBride-de Vries* übergehen.

Rottmann, Wien: Wir operieren etwa 400 bis 600 Fälle von Hallux valgus im Jahr, davon etwa 80% nach Brandes. Wir führen weder eine Gipsruhigstellung noch eine Extension durch. Wir verlängern meist auch nicht die Strecksehne. Die Ergebnisse sind praktisch die gleichen. Seit kurzem operieren wir bei jüngeren Patienten nach der Methode von New. Mich würde interessieren, ob bei den Herren Referenten Erfahrungen über dieses Vorgehen vorliegen.

N. N., Wien: Wir operieren nach New. Es handelt sich dabei um eine perkutane Abfräsung und Osteotomie.

Hohmann, Erlangen: Ich meine, wir sollten uns bei der Diskussion auf das konzentrieren, was heute in den Referaten dargestellt worden ist. Wir haben ja gehört, es gibt ca. 120 Operationsmethoden, nach denen der Hallux valgus operiert werden kann.

Betrachten wir also im Rahmen dieser Diskussion jetzt die Weichteileingriffe. Interessant wäre z. B. die *Differentialindikation* zwischen *retrokapitalen Osteotomien* und der *McBride-Operation*.

Gekeler, Sindelfingen: Schriftliche Anfragen zu diesen Weichteileingriffen liegen nicht vor. Ich möchte noch einmal zusammenfassend sagen, daß Herr Zollinger ja besonders darauf hingewiesen hat, daß der weiche Spreizfuß, d. h. der Fuß, der mit dem berühmten Handgriff korrigierbar ist, sich für diese Methode eignet. Vielleicht wäre noch einmal herauszustellen, Herr Zollinger, welche *Rezidivquote* bei diesen Maßnahmen im Laufe der Jahre zu erwarten ist.

Zollinger, Zürich: Die Prozentzahl kann ich Ihnen nicht sagen. Es treten aber *Rezidive* auf, und zwar so häufig, daß dies auffällt. Diese Beobachtung hat dazu geführt, daß wir uns wieder vermehrt den Osteotomien zur Behandlung des Hallux valgus zugewandt haben!

Hertel, Cuxhaven: Die *Fehlschläge*, die ich nach *McBride-Operationen* gesehen habe, stellten eigentlich sehr *häßliche Deformierungen* dar: ein extremer Hallux valgus, eine Krallenzehe. Ich erinnere in diesem Zusammenhang an eine Arbeit von Herrn Dick aus Basel, der darauf hingewiesen hat, daß man besonders sorgfältig bei der Transposition der Adduktorsehne vorgehen muß. Herr Dick läßt das Sesambein stehen, er läßt auch den lateralen Teil des Flexor brevis stehen und verpflanzt nur den Adduktor. Er glaubt, daß dies wohl weniger zu Fehlstellungen im Sinne von Krallenzehen führt.

Zollinger, Zürich: Ich möchte auch noch kurz etwas zur McBride-Operation sagen:

Wir haben nicht so große Probleme mit starken Fehlstellungen und erheblichen Funktionsstörungen gehabt. Valgusrezidive haben wir aber auch gesehen, und zwar häufig im Zusammenhang mit Indikationsfehlern. *Bei sehr langem Großzeh darf man keine McBride-Operation machen!* Im übrigen haben auch wir festgestellt, daß die *Funktion der Großzehe nach McBride-Operationen* im Vergleich zu anderen Operationsverfahren *am besten erhalten* bleibt, und zwar die Flexionskraft der Zehe. Sie ist bei der Brandes-Operation um ca. 40% reduziert, bei Osteotomien um etwa 10%. Die nach McBride und de Vries operierten Patienten weisen dagegen volle Flexionskraft im Vergleich mit dem gesunden Fuß auf.

Hertel, Cuxhaven: Über wieviel Fälle können Sie berichten?

Zollinger, Zürich: Es handelt sich um keine sehr große Zahl, nämlich um etwa 20 derartige Eingriffe.

Hertel, Cuxhaven: Wurde das *laterale Sesambein entfernt?*

Zollinger, Zürich: Nicht bei allen Patienten. Nur wenn das Sesambein nicht zu reponieren war, haben wir es entfernt.

Hertel, Cuxhaven: Es liegen nun noch Fragen zum Themenkreis „Arthrodese" und „Nachbehandlung" vor.

Cotta, Heidelberg: Ich habe noch eine Frage zu den Fehlergebnissen nach der Brandes-Operation. Die Herren Imhoff und Zollinger haben gezeigt, daß sie eine *Arthrodese* im Großzehengrundgelenk vornehmen. Auch ich bin der Meinung, daß dieser Eingriff notwendig ist, wenn zuviel reseziert wurde und damit die Stabilität im Grundgelenk gemindert und Schwierigkeiten bei der Beseitigung auftreten. Man kann aber auch eine *Nachresektion* an der Grundphalanx vornehmen, eine Arthrolyse durchführen und einen Weichteillappen interponieren. Die Ergebnisse sind sehr ordentlich. Bei diesen Patienten bleibt die Funktion des Grundgelenks erhalten.

Zollinger, Zürich: Wir haben die gleichen Erfahrungen wie Sie gemacht. Die Arthrodese sollte nur den Fällen vorbehalten bleiben, bei denen wir uns durch andere Verfahren keinen Erfolg mehr versprechen.

Brinkmann, Hamburg: Ich möchte noch einmal die Erwartungen, besser die Hoffnungen der niedergelassenen, nicht operierenden Kollegen an die Operateure zum Ausdruck bringen:

Es geht den betreuenden niedergelassenen Kollegen nicht so sehr darum, ob die Position der Großzehe nach dem Eingriff ideal ist oder nicht, wesentlich ist, ob *Schmerzfreiheit* erzielt worden ist.

Ich bin in der Lage, in einer orthopädischen Praxis in dritter Generation zu arbeiten. Sie existiert seit 1909. Seither wird dort operiert, und zwar in großem Umfange. Seit 40 Jahren haben wir eine lückenlose Operationsdokumentation. Ein Teil ist durch Kriegseinwirkungen verlorengegangen. Es gibt immer wieder Patienten, die 1925, 1928, 1932 operiert worden sind und keine schönen Füße aufweisen. Sie sind aber beschwerdefrei und tragen keine Einlagen oder keine Einlagen mehr, weil sie sie für lästig halten. Man darf offenbar nicht zu sehr schematisieren, sondern muß den Menschen und den Fuß angucken und nicht nur das „röntgenkosmetische" Ergebnis. Man sollte auch die Indikation nicht nach dem Röntgenbild stellen.

Meine Bitte also: Beschwerdefreiheit muß das oberste Ziel sein!

Gekeler, Sindelfingen: Vielen Dank, Herr Brinkmann. Sie kamen mit Ihrer Bemerkung vom Speziellen wieder zum Allgemeinen, und das ist auch der Wunsch, der aus dem Zuhörerkreis an uns gerichtet worden ist. Ich möchte trotzdem noch einmal Herrn Baumgartner zu etwas Speziellem fragen: Sie haben vorhin in einem Nebensatz gesagt, Sie würden die *Arthrodese* als Behandlungsmethode beim Hallux valgus *bevorzugen*. Stimmt das?

Baumgartner, Zürich: Es ist durchaus nicht so, daß ich nicht auch die Brandes-Operation an die erste Stelle setzen würde. Vielleicht bin ich aber etwas rascher bereit, die Arthrodese zu machen und beim Hallux rigidus auch die Arthrodese in Anlehnung an die Erfahrungen von Geiser in Bern zu favorisieren. Bei einem Patienten, der seinen Fuß stark beansprucht, wie z. B. bei schwerarbeitenden Leuten auf dem Lande, die kräftige Füße brauchen, ist die *Arthrodese* die *beste Lösung*. Sie läßt dem 1. Strahl am meisten Kraft. Vorbedingung sollte eine gute Beweglichkeit im Endgelenk sein, in dem der Patient bei Ausfall der Grundgelenkbeweglichkeit etwas kompensieren kann. Die alte Regel lautet: „Lieber ein Gelenk ganz versteifen, und es ist schmerzfrei, als es ist fast steif und schmerzhaft."

Gekeler, Sindelfingen: Möchten Sie, Herr Brinkmann, auch noch zum Abschluß etwas sagen?

Brinkmann, Hamburg: Ich habe meine Wünsche und Anregungen vorhin formuliert. Auch der niedergelassene Kollege möchte schmerzfreie Patienten haben. Sie wissen um manche Schwierigkeiten, die es bei der Erreichung dieses Zieles gibt. Man sollte, dies möchte ich noch anfügen, *nicht zu früh Operationsergebnisse beurteilen*. Der Fuß braucht zur *funktionellen Umstellung einige Jahre*, nicht einige Monate! Ich glaube nicht, daß man 1 Jahr nach der Operation bereits über Resultate hinsichtlich der Schmerzfreiheit und Funktion berichten sollte.

Imhoff, Zürich: Ich möchte zu den Bemerkungen von Herrn Cotta noch etwas hinzufügen. Auch wir haben in einigen Fällen eine Nachresektion vorgenommen, z. B. wenn ein plantarer Knochensporn vorhanden war und Beschwerden verursachte. Nach der erneuten Resektion kann die Länge der Großzehe ein Problem darstellen. Mit der Arthrodese, v. a. mit der Distraktionsarthrodese, die wir in unserem Beitrag ja vorgestellt hatten, gewinnen wir aber wieder Länge und verbessern die Abrollung.

Zollinger, Zürich: Ich spreche abschließend noch ein Wort als Angehöriger einer Ausbildungsklinik:

Es ist wichtig, *einfache, standardisierte, einfach zu instruierende* und *kontrollierbare Eingriffe* zu *bevorzugen.*

Es handelt sich im Prinzip um 3 Operationsverfahren: Die *retrokapitale Osteotomie* machen wir immer dann, wenn das Gelenk arthrosefrei ist und erhalten werden kann. Die *Debasierung* nehmen wir vor, wenn eine Arthrose vorliegt und die Schmerzbefreiung im Gelenk im Vordergrund steht. Die *Arthrodese* hat ihre Indikation dann, wenn es sich um eine Instabilität handelt oder wenn sehr unbefriedigende Voroperationen stattfanden oder wenn ein Ungleichgewicht auf Grund neurologischer Störungen zu beobachten war.

Cotta, Heidelberg: Ich danke Herrn Zollinger, daß er zum Abschluß noch diese indikatorischen Empfehlungen gegeben hat. Damit sind die vorhandenen Fragen beantwortet.

Hertel, Cuxhaven: Wieweit hängen die Ergebnisse von den Maßnahmen der *Nachbehandlung* ab?

Zollinger, Zürich: Die *Nachbehandlung* sollte nach *präzisen Vorschriften* standardisiert und konsequent kontrolliert vorgenommen werden. Sie darf nicht vernachlässigt werden.

Gekeler, Sindelfingen: Auch Herr Brinkmann hat die Frage der Nachbehandlung in der Praxis angeschnitten. Wie geht man vor? Eine weitere Frage:

Einlagenversorgung nach Hallux-valgus-Operationen!

Brinkmann, Hamburg: Die Behandlungsmethoden in der Praxis unterscheiden sich sicherlich überhaupt nicht von denen der Klinik. Die Empfehlungen zur Nachbehandlung sind sicherlich die gleichen.

Probleme gibt es in der *Organisation.* Ideal ist das Belegarztsystem. Sie stellen als Belegarzt selbst die Indikation, Sie verantworten das Ergebnis. Der Patient macht Sie für die Vorbehandlung, die operative Behandlung und auch für die Nachbehandlung verantwortlich. Der Vorteil besteht darin, die Behandlung ohne Unterbrechung in der Hand zu haben.

Ideal wäre es, wenn der Patient, der in einer Klinik behandelt worden ist, vom Stationsarzt bereits mit einer *schriftlichen* oder sehr *eindringlichen mündlichen Anweisung* in die Praxis *entlassen* wird. Der Patient und weiterbehandelnde Arzt sollten wissen, was zur Aufrechterhaltung des Operationsergebnisses zu geschehen hat. Dazu genügt ein kleines Zettelchen, vorgedruckt oder hektographiert mit einigen Stichworten. Allein die Tatsache, daß der Patient diesen Zettel mitbringt, verpflichtet auch den niedergelassenen Kollegen, der Anweisung zu folgen.

Zur *Einlagenversorgung* möchte ich folgendes sagen: Sie ist im ersten postoperativen Stadium nicht möglich, weil der Fuß meistens noch sehr empfindlich und

z. T. auch geschwollen ist. Man kann aber sehr frühzeitig ein *Quergewölbe* von einem Orthopädieschuhmacher *einarbeiten* lassen oder sogar selbst einkleben. Der Vorfuß sollte zur Erhaltung seiner Form passiv unterstützt werden. Dies wäre als erste Maßnahme wünschenswert, bis eine Einlage gegeben werden kann.

Hohmann, Erlangen: Ich bin sehr froh darüber, daß das Problem der Nachbehandlung nach Hallux-valgus-Operationen angesprochen worden ist. Ich würde gerne von den Vortragenden, auch von Herrn Baumgartner hören, welche *Ziele* mit der *Nachbehandlung* verfolgt werden und in welcher Reihenfolge vorgegangen werden soll.

Baumgartner, Zürich: Ich möchte nicht durchweg behaupten, die Einlagenversorgung sei absolut notwendig nach jeder Hallux-valgus-Operation. Was hat die *Einlagenversorgung* zum *Ziel?* Was uns nachdenklich macht, ist die Tatsache, daß durch die Hallux-valgus-Operation der 1. Strahl eigentlich „in Pension" geschickt wird. Er ist fast arbeitslos. Die Kraftmessungen beweisen es, auch die Beschwielung und die Sohlenabnutzung. Herr Imhoff hat ein Beispiel gezeigt, bei dem ein Patient beiderseits debasiert worden ist. Im Laufe von 2 Jahren kam es nacheinander an jedem Mittelfußknochen zu einer Marschfraktur. Ich bin deshalb ein großer Freund der *Arthrodese* im Großzehengrundgelenk, nicht nur als letzter Ausweg nach schlechten Ergebnissen anderer Operationen, sondern auch *primär* bei Füßen, die kräftig benutzt werden. Die Arthrodese bringt den Großzeh nicht nur in die richtige Stellung, sie stabilisiert auch den gesamten Strahl. Solche Patienten brauchen natürlich keine Einlagen. Ich bin der Meinung, *anfangs* sollten wir uns eher mit *Sandalen* mit *leichter Fußbettung* und guter Sohle behelfen. Mit Bandagen habe ich etwas Angst, weniger wegen arterieller Durchblutungsstörungen, die sie hervorrufen können, sondern mehr wegen Stauungserscheinungen auf Grund mangelnden Lymphabflusses. Die Bandage paßt sich auch den wechselnden Schwellungen des Fußes – morgens weniger als abends – nicht so gut an. Sie wird mit der Zeit locker und leistet nichts mehr.

Eine *Einlage* ist *sinnvoll,* wenn es darum geht, den inaktivierten *1. Strahl* wieder „in Betrieb" zu setzen, d. h. *Bodenkontakt* zu verschaffen und retrokapital zu entlasten. Es muß aber so entlastet werden, daß die etwas zurückgerutschten Sesambeine berücksichtigt werden. Ich denke, daß Patienten, die nicht viel herumgehen und den Fuß nicht so beanspruchen, nicht unbedingt Einlagen benötigen.

Generelle Rezepte kann ich nicht liefern, nur ein paar Aspekte, die man berücksichtigen sollte. Großes Gewicht lege ich übrigens auch auf ein *gutes Schuhwerk,* auf eine *gute Abrollhilfe.*

N. N.: Wir haben auch die Erfahrung gemacht, daß Patienten, die bis zum Zeitpunkt der Operation nie Einlagen getragen haben, auch danach mit Einlagen nicht glücklich geworden sind.

Brussatis, Mainz: Ich habe noch eine Frage an Herrn Brinkmann. Sie sagten, daß der Fuß nach etwa 12 Tagen abgeschwollen sei, dann bekomme er eine Einlage. Wir geben in der Zeit, bis der Fuß mit Einlagen versorgt werden kann, eine *Spreizfußbandage.* Wie denken Sie darüber?

Brinkmann, Hamburg: Ich konnte mich nach sehr vielen Hallux-valgus-Operationen *nicht* zu einer Spreizfußbandage entschließen, weil ich – auch Herr Baumgartner wies darauf hin – Sorgen wegen der Vorfußzirkulation habe. Ich gebe lieber eine Stütze unter das Quergewölbe.

Steinhäuser, Cottbus: Verzeihen Sie, meine Damen und Herren, daß ich über diese Diskussion, die sich in Kleinigkeiten erstreckt, etwas erstaunt bin.

Ich bin über 60 Jahre in der Orthopädie tätig und habe in dieser Zeit mindestens 4000–5000, wenn nicht mehr, Hallux-valgus-Operationen vorgenommen. Ich habe mich nie um Kleinigkeiten gekümmert. Bei Tausenden von Operationen habe ich auch nie eine Infektion gesehen oder sonst von Beschwerden der Patienten gehört. Meines Erachtens liegt das Geheimnis in der Nachbehandlung. Ich operiere heute noch alle Patienten ambulant. Sie kommen zu mir ins Operationszimmer. Das ist eine alte Küche. Sie werden in Lokalanästhesie operiert und erhalten anschließend einen Gipsverband, aber einen Verband, der noch auf dem Operationstisch gemacht wird und aufgeschnitten wird. Es treten keine Schwellungen auf. Ich sage den Leuten, sie haben 1–2 Tage Schmerzen. Am 3. Tag können sie aufstehen und herumlaufen. Die Patienten haben nicht nötig, eine Nachbehandlung zu machen. Eine Behandlung mit Einlagen gibt es bei mir nicht. Wir haben andere Verhältnisse im Osten.

Cotta, Heidelberg: Ich möchte doch etwas zu den Bemerkungen von Herrn Steinhäuser sagen. Zwangsläufig müssen wir uns mit Details befassen. Wir leben in einer Zeit, in der die Medizin verrechtlicht ist, wir müssen den Teufel im Detail suchen, sonst können erhebliche Probleme entstehen.

Resultate

Gekeler, Sindelfingen: Ich möchte nun zu Fragen überleiten, die sich mit den *Resultaten nach operativer Behandlung* beschäftigen. Zunächst hat sich Herr Hofer gemeldet.

Hofer, Salzburg: In der Zeit vom 1. 1. 1960 bis 31. 12. 1977 wurden an der Orthop. Abteilung der Landeskrankenanstalten Salzburg an 759 Patienten 990 Hallux-valgus-Operationen, davon in 814 Fällen nach Brandes (82,2%) durchgeführt.

Nach einer durchschnittlichen Nachuntersuchungsdauer von 10 Jahren konnten 289 Patienten (38,1%) kontrolluntersucht werden, von diesen 289 Patienten waren 245 nach der Methode von Brandes operiert. 220 Patienten (89,9%) wurden in die Rubrik sehr gut und gut nach subjektiven Gesichtspunkten eingereiht und nur 10,2% als unzufrieden.

Die objektive Beurteilung durch den Arzt ergab bei 136 Patienten (55,5%) ein sehr gutes bis gutes und bei 109 Patienten (44,5%) ein mäßig bis schlechtes Ergebnis. Als Ursache für die schlechten Ergebnisse muß an erster Stelle eine schlechte Beweglichkeit bis zur Kontraktur angegeben werden, weiter eine Revalgisierung in einzelnen Fällen bis zu 50°, zu starke Verkürzung der operierten Großzehe, Torsion, sowie Ballenschmerzen durch neuerlich gebildete mediodorsale Exostosen. Über ein schlechtes kosmetisches Ergebnis klagten erstaunlicherweise nur 12 Patienten. Als weitere Frage interessierte uns noch die Dauer der postoperativen Beschwerden.

Bei einseitiger Hallux-valgus-Operation nach Brandes betrug sie im Durchschnitt 3,8 Monate, bei beidseitiger Operation durchschnittlich 5,5 Monate.

Die oft gehörte Äußerung auch von Ärzten gegenüber dem Patienten, daß sie nach 3–4 Wochen wieder vollkommen fit seien und wieder normale Schuhe tragen könnten, trifft nur in Ausnahmefällen zu und sollte nicht verallgemeinert werden.

Die von uns gefundene postoperative Beschwerdedauer hat uns veranlaßt, die Patienten vor der Operation dahingehend zu unterrichten und aufzuklären, daß sie bei einseitiger Operation, wie schon erwähnt, mit mindestens 10–12 Wochen und bei beidseitiger Operation bis zum vollkommenen Abklingen der Beschwerden mit 5 Monaten rechnen müssen.

N. N.: Gaben Ihre Patienten, Herr Hofer, keine Schmerzen unter den Metatarsale-II- und Metatarsale-III-Köpfchen an? In Ihren Ausführungen sind Sie darauf nicht eingegangen.

Hofer, Salzburg: Die Frage postoperativer Metatarsalgien kann ich im Augenblick zahlenmäßig nicht beantworten. Beim Vorliegen von Spreizfußbeschwerden kamen wir im allgemeinen mit einfachen Metatarsalpolstern, welche in die vorhandenen Schuhe eingeklebt wurden, aus, was besonders von den weiblichen Patienten beim Tragen von eleganten und nicht einlagenfreundlichen Schuhen geschätzt wird. Bei Männern und in Ausnahmefällen auch bei Frauen gaben wir bei Metatarsalgien entsprechende Einlagen.

Cotta, Heidelberg: Vielen Dank, Herr Hofer. Es fällt auf, daß Ihre Patienten in der Tat überwiegend zufrieden waren, die Ärzte aber nicht. Das stimmt mit den statistischen Aussagen der Vortragenden und auch mit denen der Diskussionsredner überein. Etwa *40–45% der Resultate* waren hinsichtlich der Funktion und der Ästhetik *nicht befriedigend.* Darf ich nun Herrn Imhäuser um ein Schlußwort bitten.

Schlußwort

Imhäuser, Köln: Wir haben einen hochinteressanten Tag hinter uns. Das Krankheitsbild des Hallux valgus wurde von allen Seiten beleuchtet. Anatomische Studien, biomechanische Gesichtspunkte, ätiologische und pathogenetische Faktoren wurden ebenso besprochen wie die klinischen und röntgenologischen Erscheinungsformen. Die Möglichkeiten der konservativen und operativen Behandlung und deren Resultate rundeten das Thema ab. Eine lebhafte Diskussion ergänzte die Ausführungen der Redner.

Wir müssen nun fragen, ob wir die Deformität, die eine Volkskrankheit darstellt, jetzt besser beurteilen können als früher, ob neue Erkenntnisse zu verzeichnen sind, oder ob unser bisheriges Wissen nur in Details ergänzt wurde. Jeder Teilnehmer wird möglicherweise eine andere Meinung darüber haben. Aus diesem Grunde wird auch meine Zusammenfassung der sehr interessanten Vorträge und der umfangreichen Diskussion ein subjektiver Eindruck sein.

Das anatomische und biomechanische Detailstudium hat uns eine Reihe neuer Gesichtspunkte geliefert, für die wir dankbar sind. Die im Spätstadium untersuchten Füße mit Hallux valgus konnten erwartungsgemäß die Pathogenese nicht grundsätzlich aufhellen. In der Diskussion wurde – abweichend von den bisherigen Vorstellungen – die Frage gestellt, ob eine Rotation des Metatarsale I die Luxation der beugeseitigen Sehnen begünstige. Diese Frage wird aufgrund der Anregung von den Anatomen untersucht werden.

Hinsichtlich des klinischen und röntgenologischen Bildes konnten keine entscheidend neuen Erkenntnisse erhofft werden. Die Indikation zur operativen Behandlung des Hallux valgus scheint mir immer noch nicht ausreichend gesichert zu sein. Ich habe eine Reihe von Befunden gesehen, die mich nicht zur Operation veranlaßt hätten. Wir müssen die Indikation streng stellen, zumal die Behandlungsresultate nicht immer gut sind. Über diese Tatsache hat Herr Brinkmann einen bemerkenswerten Vortrag gehalten. Wir benötigen ein dokumentierbares Verfahren, das uns Vergleiche der klinischen Daten vor und nach der Operation vermittelt. Ein solches Registrierverfahren würde uns in die Lage setzen, die gleichen Operationsmethoden durch verschiedene Operateure zu vergleichen, aber auch die Operationsverfahren untereinander.

Meine in den Einleitungsworten zum Ausdruck gebrachte Befürchtung, daß keine exakte Zuordnung bestimmter klinisch-röntgenologischer Erkrankungsformen zu bestimmten Operationsverfahren bestünde, hat sich bestätigt. Dennoch sind wir den Herren der Klinik Balgrist für die Beurteilung ihrer Spätresultate sehr dankbar. Sie haben auch die negativen Seiten der verwendeten Verfahren betont, und in der Diskussion haben Therapieresultate eine erfreulich objektive Wertung erfahren.

Der fruchtbare Gedankenaustausch über den Hallux valgus hat gezeigt, daß noch viele Fragen offen sind, die wir systematisch beantworten müssen, um für das – für Kliniker und Praktiker gleich wichtige – Krankheitsbild durch weitere Forschung bessere Grundlagen hinsichtlich Beurteilung und Behandlung zu finden.

Sachverzeichnis